中医歌诀白话解丛书

药性赋白话解

第 4 版

北京中医药大学

高学敏　李兴广　王　淳　编　著

人民卫生出版社

图书在版编目（CIP）数据

药性赋白话解 / 高学敏等编著 . —4 版 . —北京：人民
卫生出版社，2013
（中医歌诀白话解丛书）
ISBN 978-7-117-17055-0

Ⅰ.①药… Ⅱ.①高… Ⅲ.①药性歌赋 – 译文②中药
性味 Ⅳ.①R285.1

中国版本图书馆 CIP 数据核字（2013）第 040449 号

人卫社官网	www.pmph.com	出版物查询，在线购书
人卫医学网	www.ipmph.com	医学考试辅导，医学数据库服务，医学教育资源，大众健康资讯

中医歌诀白话解丛书
药性赋白话解
第 4 版

编　　著：高学敏　李兴广　王　淳
出版发行：人民卫生出版社（中继线 010-59780011）
地　　址：北京市朝阳区潘家园南里 19 号
邮　　编：100021
E - mail：pmph @ pmph.com
购书热线：010-59787592　010-59787584　010-65264830
印　　刷：人卫印务（北京）有限公司
经　　销：新华书店
开　　本：850×1168　1/32　印张：6
字　　数：178 千字
版　　次：1960 年 10 月第 1 版　2013 年 6 月第 4 版
　　　　　2024 年 7 月第 4 版第 10 次印刷（总第 45 次印刷）
标准书号：ISBN 978-7-117-17055-0/R·17056
定　　价：16.00 元
打击盗版举报电话：010-59787491　E-mail：WQ @ pmph.com
（凡属印装质量问题请与本社市场营销中心联系退换）

第4版前言

《药性赋》原书未注明作者，据初步考证大约为金元时代作品。该书历来都是作为中医带徒弟学习中药的启蒙书。原书用韵语编成赋体，言简意赅，朗朗上口，便于诵读记忆，颇受初学者的珍爱，传延至今，长盛不衰。然而由于该书编写年代久远，一方面一些词汇古义深奥，不够通俗易懂，一方面拘于赋体，有些文句不免过简，不能全面概括药物效用特点，影响推广和应用。有鉴于此，1960年北京中医学院（现北京中医药大学）颜正华教授率领中药教研室同仁，对原书词条逐句进行了语译和注解，重点介绍了药物的功效主治、使用注意，并增补了用量及附方，以便于临床应用。在译注过程中对原书错简之处，予以必要的订正和补充，但对按四性分类欠妥之处，为维持原书体例，不予改动。由于时代的进步，中医药事业的发展，该书久未修订，难以符合当今时代的要求，为满足中医药界学历教育、继续教育日益发展的需要，高学敏教授会同同仁，应出版社的要求，作了二版、三版的修订。在保持原书风貌的基础上，按原文、译注、用量、用法、注意事项、配伍、附方、按语诸项进行重新修订编写，重点增加了配伍专项，以揭示该药增效、减毒或产生新效的配伍用药规律，并根据临床用药的实际情况酌情增加了附方，以使附方更好地成为功效的直接例证。加入按语，或述药源不同，或发药论精微，或言临床心得，或议功效对比，或讲炮制之有别，有感而按，不一而足，以期使读者打下坚实的药性基本功，为弘扬中医学作出应有的贡献。并增加了对"十八反歌"、"十九畏歌"、"六陈歌"、"妊娠服药禁歌"的注释内容，使之更为充实、通俗。

本次修订，继承以前版本的精华，密切结合现代临床应用的最新进展，与时俱进，加强了对《药性赋》的注释，补充了药物临床应用以及安全用药的相关内容，使本书更加贴近临床。我们深信，在广大读者的关爱下，经过不断修订，一定会使《药性赋白话解》更臻完美，成为传世之作。

编者

2013 年 2 月

目 录

热性药赋

温性药赋 ··· 097

平性药赋 ···················· 132

药性赋辑录

寒　性

诸药赋性，此类最寒。

犀角解乎心热；羚羊清乎肺肝。

泽泻利水通淋而补阴不足；海藻散瘿破气而治疝何难。

闻之菊花能明目而清头风；射干疗咽闭而消痈毒；

薏苡理脚气而除风湿；藕节消瘀血而止吐衄。

瓜蒌子下气润肺喘兮，又且宽中；

车前子止泻利小便兮，尤能明目。

是以黄柏疮用，兜铃嗽医。

地骨皮有退热除蒸之效；薄荷叶宜消风清肿之施。

宽中下气，枳壳缓而枳实速也；

疗肌解表，干葛先而柴胡次之。

百部治肺热，咳嗽可止；

栀子凉心肾，鼻衄最宜。

玄参治结热毒痈，清利咽膈；

升麻消风热肿毒，发散疮痍。

尝闻腻粉抑肺而敛肛门；金箔镇心而安魂魄。

茵陈主黄疸而利水；瞿麦治热淋之有血。

朴硝通大肠，破血而止痰癖；

石膏治头痛，解肌而消烦渴。

前胡除内外之痰实；滑石利六腑之涩结。

天门冬止嗽，补血涸而润肝心；

麦门冬清心，解烦渴而除肺热。

又闻治虚烦、除哕呕，须用竹茹；

通秘结、导瘀血，必资大黄。

宣黄连治冷热之痢，又厚肠胃而止泻；

淫羊藿疗风寒之痹，且补阴虚而助阳。

茅根止血与吐衄；石韦通淋于小肠。

熟地黄补血且疗虚损；生地黄宣血更医眼疮。

赤芍药破血而疗腹痛，烦热亦解；

白芍药补虚而生新血，退热尤良。

若乃消肿满逐水于牵牛；除毒热杀虫于贯众。

金铃子治疝气而补精血；萱草根治五淋而消乳肿。

侧柏叶治血山崩漏之疾；香附子理血气妇人之用。

地肤子利膀胱，可洗皮肤之风；

山豆根解热毒，能止咽喉之痛。

白鲜皮去风治筋弱，而疗足顽痹；

旋覆花明目治头风，而消痰嗽壅。

又况荆芥穗清头目便血，疏风散疮之用；

瓜蒌根疗黄疸毒痈，消渴解痰之忧。

地榆疗崩漏，止血止痢；

昆布破疝气，散瘿散瘤。

疗伤寒、解虚烦，淡竹叶之功倍；

除结气、破瘀血，牡丹皮之用同。

知母止嗽而骨蒸退；牡蛎涩精而虚汗收。

贝母清痰止咳嗽而利心肺；桔梗开肺利胸膈而治咽喉。

若夫黄芩治诸热，兼主五淋；

槐花治肠风，亦医痔痢。

常山理痰结而治温疟；葶苈泻肺喘而通水气。

此六十六种药性之寒者也。

热　性

药有温热，又当审详。

欲温中以荜茇；用发散以生姜。

五味子止嗽痰，且滋肾水；

腽肭脐疗劳瘵，更壮元阳。

原夫川芎祛风湿，补血清头；

续断治崩漏，益筋强脚。

麻黄表汗以疗咳逆；韭子壮阳而医白浊。

川乌破积，有消痰治风痹之功；

天雄散寒，为去湿助精阳之药。

观夫川椒达下，干姜暖中；

胡芦巴治虚冷之疝气；生卷柏破癥瘕而血通。

白术消痰壅，温胃，兼止吐泻；

菖蒲开心气，散冷，更治耳聋。

丁香快脾胃而止吐逆；良姜止心气痛之攻冲。

肉苁蓉填精益肾；石硫黄暖胃驱虫。

胡椒主去痰而除冷；秦椒主攻痛而去风。

吴茱萸疗心腹之冷气；灵砂定心脏之怔忡。

盖夫散肾冷、助脾胃，须荜澄茄；

疗心痛、破积聚，用蓬莪术。

缩砂止吐泻安胎、化酒食之剂；

附子疗虚寒反胃、壮元阳之方。

白豆蔻治冷泻，疗痛止痛于乳香；

红豆蔻止吐酸，消血杀虫于干漆。

岂知鹿茸生精血，腰脊崩漏之均补；

虎骨壮筋骨，寒湿毒风之并祛。

檀香定霍乱，而心气之痛愈；

鹿角秘精髓，而腰脊之痛除。

消肿益血于米醋；下气散寒于紫苏。

扁豆助脾，则酒有行药破结之用；

麝香开窍，则葱为通中发汗之需。

尝观五灵脂治崩漏，理血气之刺痛；

麒麟竭止血出，疗金疮之伤折。

麋茸壮阳以助肾；当归补虚而养血。

乌贼骨止带下，且除崩漏目翳；

鹿角胶住血崩，能补虚羸劳绝。

白花蛇治瘫痪，疗风痒之癣疹；

乌梢蛇疗不仁，去疮疡之风热。

乌药有治冷气之理；禹余粮乃疗崩漏之因。

巴豆利痰水，能破寒积；

独活疗诸风，不论新久。

山茱萸治头晕遗精之药；白石英医咳嗽吐脓之人。

厚朴温胃而去呕胀，消痰亦验；

肉桂行血而疗心痛，止汗如神。

是则鲫鱼有温胃之功；代赭乃镇肝之剂。

沉香下气补肾，定霍乱之心痛；

橘皮开胃去痰，导壅滞之逆气。

此六十种药性之热者也。

温　性

温药总括，医家素谙。

木香理乎气滞；半夏主于湿痰。

苍术治目盲，燥脾去湿宜用；

萝卜去膨胀，下气制面尤堪。

况夫钟乳粉补肺气，兼疗肺虚；

青盐治腹痛，且滋肾水。

山药而腰湿能医；阿胶而痢嗽皆止。

赤石脂治精浊而止泄，兼补崩中；

阳起石暖子宫以壮阳，更疗阴痿。

诚以紫菀治嗽，防风祛风，

苍耳子透脑止涕，威灵仙宣风通气。

细辛去头风，止嗽而疗齿痛；

艾叶治崩漏，安胎而医痢红。

羌活明目驱风，除湿毒肿痛；

白芷止崩治肿，疗痔漏疮痈。

若乃红蓝花通经，治产后恶血之余；

刘寄奴散血，疗烫火金疮之苦。

减风湿之痛则茵芋叶；疗折伤之症则骨碎补。

藿香叶辟恶气而定霍乱；草果仁温脾胃而止呕吐。

巴戟天治阴疝白浊，补肾尤滋；

元胡索理气痛血凝，调经有助。

尝闻款冬花润肺，去痰嗽以定喘；

肉豆蔻温中，止霍乱而助脾。

抚芎走经络之痛；何首乌治疮疥之资。

姜黄能下气，破恶血之积；

防己宜消肿，去风湿之施。

藁本除风，主妇人阴痛之用；

仙茅益肾，扶元气虚弱之衰。

乃曰破故纸温肾，补精髓与劳伤；

宣木瓜入肝，疗脚气并水肿。

杏仁润肺燥止嗽之剂；茴香治疝气肾病之用。

诃子生精止渴，兼疗滑泄之疴；

秦艽攻风逐水，又除肢节之痛。

槟榔豁痰而逐水，杀寸白虫；

杜仲益肾而添精，去腰膝重。

当知紫石英疗惊悸崩中之疾；橘核仁治腰痛疝气之瘨。

金樱子兮涩遗精；紫苏子兮下气涎。

淡豆豉发伤寒之表；大小蓟除诸血之鲜。

益智安神，治小便之频数；

麻仁润肺，利六腑之燥坚。

抑又闻补虚弱、排疮脓，莫若黄芪；

强腰脚、壮筋骨，无如狗脊。

菟丝子补肾以明目；马蔺花治疝而有益。

此五十四种药性之温者也。

平　性

详论药性，平和惟在。

以硇砂而去积；用龙齿以安魂。

青皮快膈除膨胀，且利脾胃；

芡实益精治白浊，兼补真元。

原夫木贼草去目翳，崩漏亦医；

花蕊石治金疮，血行则却。

决明和肝气，治眼之剂；

天麻主头眩，祛风之药。

甘草和诸药而解百毒，盖以性平；

石斛平胃气而补肾虚，更医脚弱。

观乎商陆治肿，覆盆益精。

琥珀安神而散血；朱砂镇心而有灵。

牛膝强足补精，兼疗腰痛；

龙骨止汗住泄，更治血崩。

甘松理风气而痛止；蒺藜疗风疮而目明。

人参润肺宁心，开脾助胃；

蒲黄止崩治衄，消瘀调经。

岂不以南星醒脾，去惊风痰吐之忧；

三棱破积，除血块气滞之症。

没食主泄泻而神效；皂角治风痰而响应。

桑螵蛸疗遗精之泄；鸭头血医水肿之盛。

蛤蚧治劳嗽，牛蒡子疏风壅之痰；

全蝎主风瘫，酸枣仁去怔忡之病。

尝闻桑寄生益血安胎，且止腰痛；

大腹子去膨下气，亦令胃和。

小草、远志，俱有宁心之妙；

木通、猪苓，尤为利水之多。

莲肉有清心醒脾之用；没药乃治疮散血之科。

郁李仁润肠宣水，去浮肿之疾；

茯神宁心益智，除惊悸之疴。

白茯苓补虚劳，多在心脾之有眚；

赤茯苓破结血，独利水道以无毒。

因知麦芽有助脾化食之功，小麦有止汗养心之力。

白附子去面风之游走；大腹皮治水肿之泛溢。

椿根白皮主泻血；桑根白皮主喘息。

桃仁破瘀血兼治腰痛；神曲健脾胃而进饮食。

五加皮坚筋骨以立行；柏子仁养心神而有益。

抑又闻安息香辟恶，且止心腹之痛；

冬瓜仁醒脾，实为饮食之资。

僵蚕治诸风之喉闭；百合敛肺痨之嗽萎。

赤小豆解热毒，疮肿宜用；

枇杷叶下逆气，哕呕可医。

连翘排疮脓与肿毒；石南叶利筋骨与毛皮。

谷芽养脾；阿魏除邪气而破积；

紫河车补血；大枣和药性以开脾。

然而鳖甲治劳疟，兼破癥瘕；

龟甲坚筋骨，更疗崩疾。

乌梅主便血疟痢之用；竹沥治中风声音之失。

此六十八种药性之平者也。

药性赋白话解

寒 性 药 赋

诸药赋性，此类最寒

【译注】 在全部中药里，以本篇所列药物的药性最为寒凉。

【按】 所谓药性，即是药物与疗效有关的性质和性能的统称。它包括药物治疗效能的物质基础和药物治疗过程中所体现的作用。药性理论的范围较广，但以其主要内容来说，有四气、五味、升降浮沉、归经、有毒无毒等。中药的四气，又称为四性，就是指药物具有寒、热、温、凉四种不同的药性。这四种不同的药性，是古人从药物作用于人体所发生的反应和对于疾病所产生的治疗效果而作出的概括性归纳。例如能够治疗热性证候的药物，便认为是寒性或凉性；能够治疗寒性证候的药物，便认为是温性或热性。所以一般来说，温性、热性的药物具有温里散寒、补火助阳、温经通络、回阳救逆等作用；寒性、凉性的药物具有清热泻火、凉血解毒养阴等作用。四气中温热与寒凉属于两类不同的性质。温热属阳，寒凉属阴。温次于热，凉次于寒，即在共同性质中又有程度上的差异。对于有些药物，通常还标以大热、大寒、微温、微寒等予以区别，这是对中药四气程度不同的进一步区分。

犀角解乎心热

【译注】 犀角主清解心经及血分的邪热。本品味咸苦性寒，归心、肝、胃经。入营入血，善清心、肝二经血分实热，为解散血分热毒之专药。有清心定惊，凉血解毒的功效。治温热病热邪侵入心经，心烦不寐，神昏谵语，惊厥抽搐等症；又治温热之邪侵入营血，热伤血络，迫血妄行所致斑疹发黄，吐衄下血，唇舌红绛等症，并可用于热毒壅盛之疮痈肿毒。

【用量】 1.5～6g。（本药现在已禁用，临床用水牛角代，但用量要大，15～30g）。

【用法】 磨汁或锉末冲服。外用：磨汁涂。

【注意事项】 十九畏有不宜与川乌、草乌同用之说。又非实热证不宜用，孕妇慎用。

【配伍】 犀角配羚羊角，有清热定惊之功，但犀角偏于清心定惊，羚羊角偏于凉肝息风，用治一切温热病的高热、神昏谵语、惊痫抽搐等症；配生地黄，清热凉血，解毒化斑，犀角长于解血中毒热，生地黄长于滋养营阴，治热病神昏谵语及血热妄行的吐血、衄血、斑疹等症；配石膏，犀角主清血分实热，石膏则主清气分实热，治热病高热或气血两燔，斑疹吐衄；配黄连，有清热解毒之功，犀角清血分热毒而化斑，黄连泻气分实热而解毒，治温热病，壮热神昏，吐衄发斑；配大青叶，凉血消斑，治温热病，热毒炽盛，身发斑疹，其色黯紫。

【附方】 1. 清宫汤（《温病条辨》） 治温热病，神昏谵语。犀角尖3g（冲磨），玄参心9g，莲子心1.5g，竹叶卷心6g，连翘心6g，连心麦冬9g。水煎服。

2. 犀角地黄汤（《备急千金要方》） 治伤寒及温病，热伤血分，吐血，衄血，下血等症。犀角3g，生地黄24g，芍药10g，牡丹皮6g。水煎服。

3. 犀角散（《太平圣惠方》） 治急黄，心膈烦躁，眼目肿痛。犀角屑30g，茵陈60g，黄芩30g，栀子30g，川升麻30g，川芒硝60g。共研为散，每服12g，以水冲服。

4. 神犀丹（《温热经纬》） 治温热暑疫，邪入营血，热深毒重，耗液伤阴，高热神昏，口咽糜烂，舌质紫绛。乌犀角尖（磨汁）、石菖蒲、黄芩各180g，怀生地（绞汁）、金银花各500g，金汁、连翘各300g，板蓝根270g，香豉240g，玄参210g，天花粉、紫草各120g。各生晒研细，以犀角、地黄汁、金汁合捣为丸，每丸重3g，凉开水化服，每日2次，小儿减半。

【按】 由于犀牛已成世界上稀有禁猎保护动物，以致药源极其匮乏，价格昂贵，我国卫生部已明令禁止在处方中使用本品。因此，研究犀角代用品，已引起了广泛重视，据《名医别录》载水牛角"治时气寒热头痛",《大明本草》说水牛角"煎汁,治热毒风及壮热";据现代临床及药理研究认为,水牛角与犀角功效相似而药力稍逊,可为犀角之代用品,用量约为本品的6~15倍。又据《本草纲目》记载"瑁(玳瑁)解毒之功同于犀角",现代临床上也可作为犀角的代用品,用于血分热毒亢盛之证。

羚羊清乎肺肝

【译注】 羚羊角既清肝火,又泻肺热,味咸性寒,归肝、心、肺经。主泻肝火,兼清心、肺经的热邪。有平肝息风,清肝明目,清热解毒,清肺止咳的功效。主治肝风内动,惊痫抽搐;肝阳上亢,头晕目眩;肝火上炎,目赤头痛;热病神昏,温毒发斑;肺热咳喘等症。此外,本品近年用其水解注射液治疗小儿肺炎、流感发热、麻疹及其他发热病证,均有效。

【用量】 1~3g。磨汁或研粉服,每次0.3~0.6g。

【用法】 单煎2小时以上,取汁服。

【注意事项】 本品性寒,脾虚慢惊者忌服。

【配伍】 羚羊角配钩藤,有凉肝息风、清热定惊功效,治热病壮热神昏,手足抽搐及小儿痫证;配石决明,有平肝息风作用,羚羊角重在清肝火,石决明重在潜肝阳,治肝阳上亢、肝火内盛的头晕、头痛;配夏枯草,有平肝息风功效,治肝阳上亢的头痛、目赤、头晕等症;配生石膏,清热凉血解毒,治温热病,壮热发斑、神昏谵语等症;配犀角(水牛角代)、黄连,清热凉血息风,治温热病壮热神昏、谵语躁狂等症。

【附方】 1. 羚羊钩藤汤(《通俗伤寒论》) 治热病邪传厥阴,壮热神昏,手足抽搐,烦闷躁扰,发为痉厥,舌质干绛,脉弦而数。羚羊角片1.5g,桑叶6g,川贝母12g,鲜生地15g,钩藤、菊花、生白芍各9g,生甘草3g,淡竹茹15g,茯神9g。羚羊角片先煎,桑叶经霜,钩藤后下,淡竹茹鲜刮与羚羊角先煎代水,水煎服。

2. 羚羊角散(《太平惠民和剂局方》) 治一切风热毒,上攻眼目,暴发赤肿,或生疮疼痛。羚羊角、川升麻、黄芩、车前子、甘草各300g,决明子600g,龙胆、栀子各150g。共为末,每服3g,温水调下。

3. 羚羊角饮（《外台秘要》） 治肺热胸背痛，时时干咳，不能饮食。羚羊角屑6g，贝母、生姜、茯苓各10g，橘皮、人参、芍药各6g。水煎，每日1剂，分2次服。

【按】 羚羊角为名贵中药材之一。善于清肝热，平肝阳，息肝风，并能凉血清心、定惊解毒，为肝、心二经实热病证之要药。羚羊角与犀角比较，羚羊角以入肝经为主，偏于泻肝火而平肝风，肝阳上亢、肝火上攻、肝风内动多用之；犀角以入心经为主，偏于清心热、凉血镇惊，对热入心包所致神昏谵语、出血发斑、血热妄行多用之。二药合用，清热镇惊效果更佳，可用于温热病，热入营血所致高热神昏、谵语、惊痫等。并为中医急症要药之一。

泽泻利水通淋而补阴不足

【译注】 泽泻淡渗利水通淋，泻火存阴而补阴之不足。本品味甘淡性寒，归肾、膀胱经。有利水渗湿，泄热的功效。能泻肾经之虚火，除膀胱之湿热。治水肿，小便不利，泄泻，淋浊带下及痰饮等症。本品又通过泻肾经虚火，使火退阴足，达到间接的补阴作用。

【用量】 5～10g。

【用法】 煎服，或入丸、散。

【注意事项】 肾虚精滑者慎用。

【配伍】 泽泻配半夏，有和胃利湿作用，治湿浊蕴阻中焦所致的脘腹胀满、小便短少；配白术，有利湿健脾化痰作用，治痰饮、眩晕、小便不利、水肿、泄泻、淋浊、带下等；配牡丹皮，能泻虚火，利湿浊，泽泻利水，泄肾中水邪，牡丹皮凉血，清肝胆之火，治虚火上炎，头晕目眩，骨热酸痛，遗精等症；配木通，利水渗湿，治小便短赤、涩痛及水肿；配砂仁，有利湿止泻除胀的功效；配黄柏，有泻相火、除骨蒸的作用，治相火过旺，骨蒸盗汗，遗精阳强。

【附方】 1. 泽泻汤（《金匮要略》） 治心下有支饮，其人苦冒眩。泽泻15g，白术6g。水煎，分2次服。

2. 泽泻散（《太平圣惠方》） 治妊娠气壅，浮肿，喘息促，大便难，小便涩。泽泻、木通、枳壳、桑根白皮、赤茯苓、槟榔各10g，姜4g，水煎，分2次服。

3. 泽泻汤（《太平圣惠方》） 治虚劳膀胱气滞，腰中重，小便淋。泽泻30g，牡丹皮、桂心、甘草、榆白皮、白术各1g，赤茯苓30g，木通30g。共捣罗为散。每服10g，食前温服。

【按】 泽泻可分为生药、炒药、盐炒药三种：生药味甘性寒，以渗湿清脾力专，多用于淋证、水肿、黄疸；炒药味甘，性寒偏平和，以渗湿和脾力胜，多用于泄泻、眩晕；盐炒药味甘微咸，性寒偏平和，以渗湿益肾力强，多用于腰部重痛、腰膝酸软等症。泽泻与茯苓功效相近，均可渗利水湿而利尿消肿，用治水湿内停，其利水作用较茯苓强，且性寒能泄肾与膀胱之热，下焦湿热者尤为适宜；茯苓还有益心脾、安心神的作用，是泽泻所不具备的。

海藻散瘿破气而治疝何难

【译注】 海藻软坚散结，破气消痰，善治瘿瘤肿块，用治痰气互结的疝气又有何难。本品味苦咸性寒，有消痰软坚、利水消肿的功效，治瘿瘤瘰疬、腹中肿块、睾丸肿痛及脚气浮肿、痰饮水肿等症。为治疗瘿瘤瘰疬的常用药物。

【用量】 10～15g。

【用法】 煎服，或入丸、散、膏剂。

【注意事项】 传统认为反甘草，故忌与甘草同用，但临床也每有配伍同用者。

【配伍】 海藻配白僵蚕，有化痰软坚散结功效，治瘿瘤、瘰疬；配甘草，二药相反，但李时珍引李杲的"散肿溃坚汤"，治瘰疬马刀，二药同用治瘰疬、瘿瘤等确有效果，并无副作用；配车前草，利水消肿，治脚气浮肿、水肿、小便不利等症；配赤芍、延胡索、桃仁、红花，化痰活血通络，治胸痹绞痛；配橘核、桃仁、延胡索、金铃子、肉桂，化痰软坚消肿，治疝气卵核、偏肿疼痛、痛引脐腹等症。

【附方】 1. 海藻玉壶汤（《外科正宗》） 治瘿瘤初起，或肿或硬，而未破者。海藻、贝母、陈皮、昆布、青皮、川芎、当归、半夏、连翘、甘草、独活各3g，海带1.5g。水煎服。

2. 海藻丸（《证治准绳》） 治瘿瘤。海藻、川芎、当归、肉桂、白芷、细辛、藿香、白蔹、昆布、枯矾各30g，煅海蛤粉、菘萝各

23g。用蜜制丸，每服1丸，食后含咽下。

3. 消核散（《医宗金鉴》） 治颈项痰凝瘰疬。海藻90g，牡蛎、玄参各120g，糯米240g，甘草30g，红娘子（同糯米炒至枯黄色，去红娘子用米）28个。共为细末，每服3～4.5g，酒调服。

【按】 海藻有良好的软坚散结之功，为治瘿瘤瘰疬的要药。与昆布同功，二药常相须为用。主要用于瘿瘤瘰疬，包括甲状腺肿大、颈淋巴结结核，以及睾丸肿痛、疝气、水肿及脚气浮肿。

闻之菊花能明目而清头风

【译注】 菊花有清肝明目，凉散，清头面风热的作用。本品味辛甘苦性微寒，归肺、肝经。是疏散风热、平抑肝阳、清肝明目、清热解毒的药物，主治肝经风热上攻所致目赤肿痛，昏暗不明或迎风流泪及外感风热，发热头痛，肝阳上亢，眩晕惊风。此外，本品甘寒益阴，清热解毒，尤善解疔毒，还可用治疗疮痈肿毒。

【用量】 5～9g。

【用法】 煎服，或入丸、散。疏散风热多用黄菊花（杭菊花）；平肝明目多用白菊花（滁菊花）。

【注意事项】 阳虚、胃寒，气虚头痛，血虚致头晕眼花者慎服。

【配伍】 菊花配川芎，有活血祛风止痛功效，用治外感风热及肝阳上亢的头痛；配枸杞子，有滋肝肾、清头目的作用，治肝肾亏虚所致头昏眼花；配天麻，平肝息风定惊，治肝阳上扰的头痛、眩晕及小儿肝风内动的惊痫抽搐等症；配金银花，清热解毒，治疔疮肿毒；配蝉蜕，清肝明目退翳，治肝经风热，目生翳膜；配甘草，清热解毒，用治疗肿；配石决明，平肝潜阳，治肝阳上亢引起的头痛、眩晕、两目昏花；配桑叶，疏散风热，平肝明目，治外感风热，温病初起之发热，头痛等；配石膏、川芎，清热止痛，治风热头痛；配夏枯草、钩藤，清肝热，平肝阳，治肝阳上亢所致头痛。

【附方】 1. 菊花茶调散（《丹溪心法》） 治头风鼻塞，或偏正头痛。甘菊花、川芎、荆芥穗、羌活、白芷、甘草各30g，防风23g，细辛13g，蝉蜕、薄荷、白僵蚕各7.5g。共为细末，每服6g，食后清茶调下。

2. 菊花散（《医部全录》） 治头面游风。菊花30g，细辛、附子、桂心、干姜、巴戟天、人参、石南叶、天雄、茯苓、秦艽、山茱萸、防己、防风、白术、山药各90g，蜀椒15g。上17味，共为细末，每服10g，每日3次。

3. 菊花通圣散（《证治准绳》） 治风热暴肿，两睑溃烂或生风粟。菊花45g，滑石90g，石膏、黄芩、甘草、桔梗、牙硝、黄连、羌活各30g，防风、川芎、当归、赤芍药、大黄、薄荷、连翘、麻黄、白蒺藜、芒硝各15g，荆芥、白术、栀子各7.5g。共为粗末，每服9g，加生姜3片，水煎，食后服。

【按】 菊花为常用的发散风热药，依产地及品种变异不同，有黄菊花和白菊花的区分，二者均有疏散风热、平抑肝阳、清肝明目、清热解毒的功效。其中黄菊花味苦，泄热力强，长于疏散风热；白菊花味甘，清热力稍弱，善于平肝明目。二者均可用于外感风热，温病初起，目赤肿痛，肝阳上亢引起的头痛、头胀、眩晕。此外，还有野菊花，味苦性寒，清热解毒力胜，用治痈肿疔疮。

射干疗咽闭而消痈毒

【译注】 射干既治咽喉肿痛，又消痈肿疮毒。本品味苦性寒，归肺经。有清热解毒、消痰利咽的功效，为解毒利咽、散血消肿之品，用治咽喉肿痛及痰盛咳喘等症；外敷治痈肿疮毒，是一种清热解毒药。

【用量】 3～9g。

【用法】 煎服或入散剂，鲜品捣汁。外用适量，研末吹喉或调敷。

【注意事项】 无实火及脾虚便溏者不宜，孕妇忌用或慎服。

【配伍】 射干配黄芩，有清泻肺火的功效，用治肺热咽痛咳喘；配桔梗，宣肺利咽，治咽喉肿痛、声音不扬及肺痈、喉痹属实热者；配杏仁，肃降肺气，清热利咽止咳，治肺热咳嗽、咽喉肿痛；配麻黄，宣肺化痰，止咳平喘，治痰饮黏稠，咳逆上气，喉中痰阻如水鸡声；配山豆根，清热解毒利咽，治痰热胶结，壅塞咽喉所致咽喉肿痛，痰不易咳出，喉中痰声如拽锯者。

【附方】 1. 射干麻黄汤（《金匮要略》） 治寒饮郁肺，咳而上气，喉中如水鸡声。射干90g，麻黄、生姜各12g，细辛、紫菀、款冬花各10g，五味子10g，大枣7枚，半夏8枚。先煎麻黄，去上沫，再入他药同煎，分3次服。

2. 射干散（《证治准绳》） 治咽喉中如有物梗，咽塞疼痛，咽物不下。射干、桔梗、升麻、犀角（水牛角代）各9g，木香、木通各15g，炒苏子、诃子、槟榔、炒枳壳、赤茯苓、炙甘草各30g。为细末，每服9g。

3. 射干消毒饮（《张氏医通》） 治麻疹咳嗽声，咽喉肿痛。射干、连翘、玄参、荆芥、牛蒡子各等分，甘草量减半，水煎服。

【按】 射干与山豆根、马勃均能清热利咽，用治咽喉肿痛。射干偏于消痰散结；山豆根偏于泻火解毒；马勃清散肺热而利咽喉。马勃适用于肺有风热者；山豆根大苦大寒，适用于热毒炽盛者；射干降火散血，消痰散结，适用于热结血瘀痰热壅盛者。

薏苡理脚气而除风湿

【译注】 薏苡仁善理脚气水肿，又能祛风除湿，舒筋通痹。本品味甘淡性微寒，是利尿祛湿药。具有利水渗湿，健脾，除痹的功效。常用治小便不利，水肿，脚气，脾虚泄泻及风湿痹痛、筋脉拘挛等症。此外，本品又能清热排脓，还可用治肺痈、肠痈等疾病。

【用量】 9～30g。

【用法】 煎服，或入丸、散，亦可作粥食用。清利湿热宜生用，健脾止泻宜炒用。

【注意事项】 津液不足及孕妇忌用。

【配伍】 薏苡仁配冬瓜皮，健脾利湿，治湿郁浮肿，小便短少；配麻黄，散寒祛湿，治风湿而全身尽痛；配芦根，健脾益肺排脓，治肺痈吐脓；配败酱草，清热解毒排脓，治疗肠痈；配白术，健脾祛湿，治脾虚湿盛的大便泄泻；配苍术、黄柏，清热利湿除痹，治湿滞经络的湿痹拘挛；配党参、白术、茯苓，健脾除湿，治脾虚泄泻；配木瓜、牛膝、槟榔，清利湿热除痹，治足膝肿痛，湿脚气。

【附方】 1. 薏苡附子败酱散（《金匮要略》） 治疗肠痈。薏苡仁10g，附子2g，败酱草5g。上3味，杵为末，取10g，以水2000ml，煎减半，顿服，小便当下。

2. 薏苡仁汤（《张氏医通》） 治中风湿痹，关节烦痛。薏苡仁（姜汤泡）30g，芍药（酒洗）、当归各5g，麻黄、桂枝各3g，苍术

（芝麻拌炒）3g，炙甘草2g，生姜7片。水煎服。

3. 薏苡竹叶散（《温病条辨》）　治湿郁经脉，身热身痛，汗多自利，胸腹白疹。薏苡仁、滑石、茯苓各15g，竹叶、连翘各9g，白蔻仁、通草各5g。共为细末，每服15g，每日3次。

【按】　薏苡仁有生、炒的区分。生药味甘淡，性微寒，以利水祛湿、排脓消痈力胜，多用于水肿、痹证、肺痈、肠痈；炒药味甘淡，性平，以健脾、止泻力强，多用于泄泻等症。本品在现代临床上也常用于防治多种肿瘤。

藕节消瘀血而止吐衄

【译注】　藕节消瘀止血，而止吐血、衄血。本品味甘涩性平，有收敛止血化瘀作用，专治吐血、衄血等各种出血证，兼有散瘀作用，有止血而不留瘀的优点，对吐血、咯血尤为多用。但药力薄弱，常作辅助药。

【用量】　10～15g。

【用法】　煎服或鲜品捣汁，可用60g左右取汁冲服。生用凉血化瘀，炒炭收涩止血。

【配伍】　藕节配血余炭，有收敛止血消瘀的功效，治血淋及崩漏、吐血、衄血等症；配白及，收敛止血，治肺痨咳血、呕血；配蒲黄，止血行瘀，治血淋、吐血、衄血；鲜藕汁配鲜萝卜汁，治胃出血；配地榆、槐角，收敛止血，治肠风下血。

【附方】　1. 双荷散（《太平圣惠方》）　治卒暴吐血。藕节、荷蒂各7个半，蜂蜜少许。打烂用水两盏，煎至八分，去渣服，或做丸剂服用。

2.《本草纲目》治鼻衄不止方　藕节捣汁饮，并滴鼻中。

【按】　藕节收敛止血而无留瘀之弊，用于各种出血证，尤以咳血、吐血最为适宜。干藕节生用祛瘀止血，热证出血多用；藕节炒炭，能增强收涩止血之效，而凉血消瘀之力稍减。

瓜蒌子下气润肺喘兮，又且宽中

【译注】　瓜蒌子下气润肺，消痰平喘，又能利气宽胸，化滞畅中。本品味甘性寒，归肺、胃、大肠经。有润燥化痰，润肠通便，

利气宽胸的功效。故可用治肺热咳喘，胸闷、胸痹及肠燥便秘等症。正如《本草汇言》所言："专主心肺胸胃，一切燥热郁热逆于气分，食痰积垢滞于中脘。凡属有形无形，在上者可降，在下者可行。其甘寒而润，寒可以下气降痰，润可以通便利结。"

【用量】 10～15g。

【用法】 水煎服，宜打碎入煎或入丸、散。外用：研末调敷。

【注意事项】 脾胃虚寒大便溏泄者慎用。

【配伍】 瓜蒌子配枳壳，有利气通便功效，治气滞津亏的便秘；配薤白，利气宽胸，治胸痹，咳嗽痰多，心痛彻背，不得卧，大便干燥者；配甘草，润肠通便，治肠燥便秘；配杏仁、桔梗，润肺化痰止咳，治痰热壅肺，咳嗽气短；配金银花、蒲公英，清热解毒，化痰，治乳痈；配火麻仁、当归，养血润肠，治血虚便秘。

【附方】 1. 瓜蒌薤白半夏汤（《金匮要略》） 治胸痹不得卧，心痛彻背者。瓜蒌实1枚，薤白10g，半夏10g，白酒50ml。水煎温服。

2. 瓜蒌散（《普济方》） 治喘。瓜蒌实2枚，明矾3g入瓜蒌内，烧煅存性，为末，将萝卜煮烂，蘸药末服。

3.《丹溪心法》方 治酒痰，救肺。青黛、瓜蒌仁等分共为末，姜汁或蜜为丸，噙化。

【按】 瓜蒌在临床使用时有瓜蒌子、瓜蒌皮、全瓜蒌及瓜蒌根的区别。瓜蒌子与瓜蒌皮均性寒，能除热痰。但瓜蒌子味甘而润，润肺化痰，润肠通便，多用于燥咳痰黏，肠燥便秘；瓜蒌皮味苦性寒，清肺化痰，利气宽胸，多用于痰热咳嗽，胸闷胁痛；全瓜蒌兼具子、皮之功效，尤擅治胸痹心痛，结胸痞满，乳痈内痈；瓜蒌根即天花粉，味甘、微苦，性微寒，清肺润燥，清热生津，解毒消痈，多用于热病口渴，消渴，肺热燥咳，痈肿疮疡等症。

车前子止泻利小便兮，尤能明目

【译注】 车前子能止泻，利小便，更有清肝明目的功效。本品味甘性寒，归肾、肝、肺经。善能利水通淋，渗湿止泻，主治湿热泄泻，水肿，小便不利，目赤涩痛，目暗昏花等症。此外，还能清肺化痰，用治痰热咳嗽。

【用量】 10～15g。

【用法】 煎服，或入丸、散。入汤剂宜布包煎。

【注意事项】 肾虚精滑及内无湿热者慎用。

【配伍】 车前子配泽泻，有利水消肿、清泄湿热功效，治水肿胀满、小便不利；配白术，有健脾止泻功效，治脾虚或暑湿泄泻、小便短少；配厚朴、木香，有行气利湿作用，治湿郁中焦而腹胀尿少者；配百部，清肺止咳，治小儿顿咳或慢性咳嗽；配熟地黄、沙苑子，补肝肾、益精血、明目，治肝肾不足致目暗翳障、视力减退；配苍术、黄柏，健脾渗利湿浊，治妇女湿浊带下；配黄芩、决明子，清肝明目，治肝热，目赤肿痛；配桔梗、黄芩，清肺化痰止咳，治肺热咳嗽，痰多黄稠。

【附方】 1. 车前子散（《圣济总录》） 治飞尘迷目，目生翳障。车前子、五味子、芍药各45g，白茯苓、细辛、玄参、人参、大黄、桔梗各30g。共为细末，每服9g。

2. 驻景丸（《太平惠民和剂局方》） 治肝肾俱虚，目暗昏花，迎风流泪，目生翳膜。车前子、熟干地黄各90g，菟丝子150g。共为细末，炼蜜为丸，如梧桐子大，每服30丸，温酒下，每日2服。

【按】 车前子与泽泻两药均具有利水消肿、清泄湿热的功效，同可用治水肿胀满、小便淋痛不爽以及暑湿泄泻等证。二药又同入肾经，然车前子配益肾药以强阴，对肾亏无子常用之；泽泻入肾以清泻相火，对于阴虚火旺之证多用之。此外，车前子尚可清肝肺二经之热而明目化痰。

是以黄柏疮用

【译注】 黄柏善以治疗各种热性疮疡肿毒。本品味苦性寒，归肾、膀胱、大肠经。治各种疮疡，湿热带下，热淋涩痛，湿热泻痢，黄疸，湿热脚气，痿证，湿疹瘙痒等。有清热燥湿、泻火解毒的功效，既可内服，也可外敷。此外，盐制黄柏尚能退骨蒸，还可用治骨蒸劳热、盗汗遗精等症。

【用量】 3～12g。

【用法】 煎服，或入丸、散。外用适量。生用有清热燥湿解毒作用；盐水炙用有泻火除蒸退热作用；炒炭用有止血作用。

【注意事项】 本品苦寒，易伤胃气，故脾胃虚寒者慎用。

【配伍】 黄柏配车前子，有清利湿热通淋之功，治热淋小便涩痛；配赤芍，清湿热，凉血止痢，治热痢下血；配木香，清热燥湿，止泻止痛，治腹泻、腹痛；配苦参，解毒燥湿，治皮肤湿疹、湿疮；配知母，退热除蒸，治阴虚发热，骨蒸劳热，盗汗遗精；配苍术，清热燥湿，治湿热下注，关节疼痛，两足软弱，或湿热带下，湿疮湿疹；配黄芩、黄连，清热燥湿解毒，治痈肿疔毒；配青黛、煅石膏，清热燥湿敛疮，治湿疹、湿疮；配白头翁、秦皮，清热燥湿，解毒止痢，治热痢；配栀子、大黄，治黄疸。

【附方】 1. 二妙散（《丹溪心法》） 治筋骨疼痛，因湿热者。黄柏、苍术为末服。现制成丸剂服，名为二妙丸。

2. 栀子柏皮汤（《伤寒论》） 治伤寒身黄，发热。栀子10g，甘草3g，黄柏6g。水煎服。

3. 大补阴丸（《丹溪心法》） 降阴火，补肾水。炒黄柏、炒知母各120g，熟地黄、龟甲各180g，共为末，猪脊髓、蜜丸。服70丸，空心盐白汤下。

【按】 黄柏的药用可分为生用、炒用、盐炒、炒炭四种。生用药味苦寒，以泻火解毒，多用于热毒壅盛，痈肿疮毒，红肿热痛等；炒用，苦寒之性得制，而清热燥湿之力有增，多用于湿热之候，泻痢、黄疸、白带、热淋等；盐炒黄柏，其味苦而微咸，主以入肾，主泻相火，清虚热，除骨蒸，治阴虚发热、骨蒸劳热、盗汗遗精等；黄柏炒炭，味苦偏涩，清热止血多用，用治便血、崩漏等。

兜铃嗽医

【译注】 马兜铃善于治疗咳嗽气喘。本品味苦辛性微寒，归肺、大肠经。有清肺化痰，止咳平喘的功效。可治肺热咳喘。肺寒咳嗽不宜用。多蜜炙用。此外，还能清肠消痔，用治痔疮肿痛或出血。

【用量】 3～10g。

【用法】 煎服，或入丸、散。外用适量，煎汤熏洗。一般生用，肺虚久咳宜蜜炙用。

【注意事项】 马兜铃含马兜铃酸，过服久用，可损伤肾功能，孕妇及肾功能不良者忌服。

【配伍】 马兜铃配杏仁，有降气止咳作用，可治外感风热或肺火咳嗽、吐痰黄稠；配阿胶，养肺阴，清肺热，治肺热伤阴，咳嗽痰中带血；配槐花、地榆，清肠止血，治肠风下血，痔疮肿痛；配夏枯草、钩藤，平肝潜阳，治肝阳上亢，头晕头痛；配桑白皮、贝母，治肺热咳喘。

【附方】 1. 马兜铃散（《太平圣惠方》） 治妊娠气壅滞，咳嗽喘急。马兜铃、桔梗、人参、甘草、贝母各15g，紫苏叶、大腹皮、陈橘皮、桑根白皮各30g，五味子10g，姜5g。水煎分2次服。

2.《简要济众方》治肺热喘嗽方　马兜铃60g，甘草30g。共为末，每服3g。

【按】 马兜铃与枇杷叶均能清降肺热，治肺热咳嗽。然马兜铃主以清肃肺热，治肺热及阴虚火盛之咳嗽、咳血更为适宜；枇杷叶主以化痰下气，治咳嗽咳痰不爽及胃热呕哕等症更为适宜。枇杷叶清热力不及马兜铃，以下降化痰之功为优。

地骨皮有退热除蒸之效

【译注】 地骨皮有凉血退热除蒸的功效。本品味甘性寒，归肺、肝、肾经。可用治阴虚发热、盗汗骨蒸等症，善清肝肾之虚热，除有汗之骨蒸，为退虚热、疗骨蒸之佳品。此外，还能清肺降火，凉血止血，生津止渴，用治肺热咳嗽、血热吐衄、内热消渴等。

【用量】 9~15g。

【用法】 煎服，或入丸、散。

【注意事项】 外感风寒发热及脾虚便溏者不宜用。

【配伍】 地骨皮配银柴胡，有退热除蒸的作用，治骨蒸潮热；配牡丹皮，凉血除蒸，治血热妄行之吐血、衄血、斑疹，妇女月经不调之血虚骨蒸，亦治痈肿；配枯矾，凉血燥湿，治外阴瘙痒；配鳖甲、知母，滋阴凉血除蒸，治有汗骨蒸；配桑白皮，清肺降火止咳，治肺热咳喘。

【附方】 1. 地骨皮散（《圣济总录》） 治热劳。地骨皮60g，银柴胡30g。共为末，每服3g，用麦门冬煎汤调下。

2. 泻白散（《小儿药证直诀》） 治小儿肺热，气急喘嗽。地骨皮、桑白皮各30g，甘草3g。共为末，入粳米一撮，水两小盏，煎至七分，食前服。

3. 地骨皮汤（《兰室秘藏》）　治膀胱移热于小肠，上为口糜，生疮溃烂，心胃壅热，水谷不下。柴胡、地骨皮各10g。水煎服。

【按】　地骨皮与牡丹皮均能凉血除蒸，同可用治阴虚发热，但二者有所区别，《本草求真》曰："丹皮味辛，能治无汗骨蒸，此（地骨皮）味甘，能治有汗骨蒸。"另外，地骨皮长于清泄肺热，牡丹皮长于清泻肝火，且有活血散瘀作用。

薄荷叶宜消风清肿之施

【译注】　薄荷叶多用于散风，清热，消肿。本品味辛性凉，归肺、肝经。有发散风热和消肿的功效，能治外感风热，温病初起，发热头痛，目赤，咽喉肿痛等症。对于咽喉、口腔、牙齿的疾患，除内服外，还可用凉开水浸泡作含漱剂。此外，还具有透疹、疏肝解郁、芳香辟秽的作用，可用治麻疹不透，风疹瘙痒，肝郁胁痛，痧胀腹痛吐泻等。

【用量】　3~6g。

【用法】　入汤剂宜后下。其叶长于发汗，梗偏于理气。

【注意事项】　本品芳香辛散，发汗耗气，故体虚多汗者，不宜使用。

【配伍】　薄荷配菊花，有疏散风热、清利头目的功效，治风热头痛目眩及肝火头痛、目赤肿痛；配夏枯草，泄热散结，治肝火目赤肿痛、瘰疬痰核；配桔梗，清热利咽，治咽喉肿痛；配白僵蚕，清热息风，治小儿惊痫；配牛蒡子，疏散风热，利咽透疹，治风热感冒，咽喉肿痛及麻疹透发不畅；配金银花、连翘，疏散风热，治风热感冒。

【附方】　1. 凉解汤（《医学衷中参西录》）　治温病，表里俱觉发热，脉洪而兼浮者。薄荷叶9g，蝉蜕6g，生石膏30g，甘草5g。水煎，得汗即愈。

2. 鸡苏散（《河间六书》）　治风热烦渴，发热溲赤等症。薄荷6g，滑石18g，甘草3g。为末煎服。

3.《永类钤方》治风气瘙痒方　大薄荷、蝉蜕等分为末，每温酒调服3g。

【按】　薄荷与菊花均能发散风热，清头目。薄荷偏于发散，辛凉解表力胜于菊花；菊花则偏于清肝热、祛肝风，兼有养肝明目之功。此外，菊花兼能清热解毒，还可治痈肿疮毒。

宽中下气，枳壳缓而枳实速也

【译注】 枳壳、枳实二药均有宽中下气、消积导滞的功效，然枳壳作用和缓，枳实作用迅猛。本品味苦酸、性微寒，归脾、胃、大肠经。治中焦（即胸膈脘腹等部）因痰食积滞所致痞闷胀痛，痰阻胸痹，气滞胁痛等症。均具有宽中下气止痛，消积导滞散结的功效。但枳壳为成熟果壳，其药力稍缓，一般专用来宽中下气止痛；枳实为未成熟或近成熟的果实，其药力迅速，一般用于消积导滞破结。

【用量】 3~10g，大量可用至30g。

【用法】 煎服，或入丸、散。炒后性较平和。

【注意事项】 孕妇慎用。

【配伍】 枳壳、枳实配厚朴，有行气散结、消痞除满的功效，治气滞食积的痞满胀痛等症；配瓜蒌，行气宽胸散结，治痰气互结的胸痹胸痛；配白术，健脾胃，消痞满，治脾胃虚弱，饮食停滞，脘腹痞满等症；配白芍，行气和血，破积止痛，治气血积滞的腹痛；配大黄、芒硝，行气导滞，治肠中结实。

【附方】 1. 枳实芍药散（《金匮要略》） 治产后腹痛，烦满不得卧。枳实、芍药等分。杵为散，每服10g，每日3次。并治痈脓，以麦粥下之。

2. 枳实消痞丸（《兰室秘藏》） 治心下痞满，饮食不振，神疲体倦或胸腹痞胀，食不消化。枳实、黄连各15g，干生姜3g，炙甘草、麦芽曲、白茯苓、白术各6g，半夏曲、党参各9g，厚朴12g。共为细末，汤浸蒸饼为小丸，每服9~12g，开水空腹送下。

3. 枳实导滞丸（《内外伤辨惑论》） 治积滞内阻，生湿蕴热，胸脘痞闷，腹痛泄泻。大黄30g，枳实、神曲各15g，茯苓、黄芩、黄连、白术各9g，泽泻6g。研为细末，汤浸蒸饼为丸，每服6~12g。

【按】 枳壳与枳实，气味、归经与功效基本相同。枳实破积导滞之力胜过枳壳，多用于积滞内停，大便不通，痰饮胸痹、结胸等症；枳壳力缓，偏于理气行滞消胀，多用于胸胁气滞，胀满疼痛，食积不化等症。

疗肌解表，干葛先而柴胡次之

【译注】 治疗肌表邪热，宜先用干葛，后用柴胡。干葛即葛根，味辛甘性凉，归脾、胃经，功能发汗解肌退热。柴胡味苦辛性微寒，归肝、胆经，功能和解表里、退肌热。这两味药均能解肌表之热，且能升举阳气，但葛根常用于治疗项背强痛的阳明经表证，柴胡常用于治疗寒热往来的少阳证。故肌表热证，应先用葛根，后用柴胡。此外，葛根还能透发麻疹，生津止渴，止泻，用治麻疹不透，热病口渴，阴虚消渴，热泄热痢，脾虚泄泻；柴胡还有疏肝解郁、截疟的作用，用治肝郁气滞，月经不调，胸胁疼痛及疟疾寒热。

治外感病的一般常规，应先阳明后少阳，如尚未见到少阳的主症（如口苦、胁满、往来寒热等），应先用葛根，不能先用柴胡，所以说干葛先而柴胡次之。

【用量】 葛根 10 ~ 15g。柴胡 3 ~ 10g。

【用法】 煎服，或入丸、散。葛根退热生津宜生用，升阳止泻宜煨用；柴胡和解退热宜生用，疏肝解郁宜醋炙用，骨蒸劳热当用鳖血拌炒。

【注意事项】 肝阳上亢，肝风内动，阴虚火旺者，二药均当慎用。

【配伍】 葛根配升麻，有解肌透疹的作用，治麻疹初起疹出不畅；配山药，健脾生津，治热病腹泻伤津及脾虚泄泻；配黄连，清热止泻，治湿热痢疾；配白术，健脾止泻，治脾虚泄泻。

柴胡配黄芩，有和解少阳邪热的作用，治外感疾病邪在半表半里，寒热往来；配白芍，疏肝和血止痛，治肝郁头晕，胸胁疼痛及月经不调；配枳壳，和肝脾、理气机，治胸胁满闷、腹痛、大便不调；配青皮，疏肝理气，治肝经气滞的疼痛。

【附方】 1. 葛根汤（《伤寒论》） 治太阳病，项背强，无汗恶风。葛根 12g，麻黄、生姜各 10g，桂枝、炙甘草、芍药各 6g，大枣 12 枚。水煎服。

2. 柴葛解肌汤（《伤寒六书》） 治太阳、阳明合病，头目眼眶痛，鼻干不眠，恶寒无汗，脉微洪。柴胡 9g，葛根 12g，甘草 3g，黄芩9g，羌活5g，白芷5g，芍药9g，桔梗3g，石膏24g（先煎），生姜3片，大枣2枚。水煎服。

3. 小柴胡汤（《伤寒论》） 治少阳病，往来寒热，胸胁苦满，默默不欲饮食，心烦喜呕，口苦，咽干，目眩，脉弦；及妇人热入血室，暮则谵语，或疟发寒热等症。柴胡12g，黄芩、人参、炙甘草、生姜、制半夏各9g，大枣12枚。水煎去渣，分3次服，每日3次。

【按】 柴胡与葛根均能发散表邪，升举阳气，常用于感冒表热和清阳下陷之证。柴胡长于解少阳半表半里之邪，善升肝胆之阳气；葛根长于解阳明肌肤之热，兼治项背强痛，善升阳明脾胃之清阳。柴胡能疏肝解郁，可配补气药升阳举陷，但不似葛根有生津止渴之功；葛根能升发清阳，而有生津止渴、止泻之能，但无柴胡疏肝解郁之功效。

百部治肺热，咳嗽可止

【译注】 百部润肺降气，肺热咳嗽服之可愈。本品味甘苦，归肺经。有润肺止咳的功效。无论外感内伤，暴咳，久嗽，皆可用之。此外，百部还能杀虫灭虱，可用治蛲虫、阴道滴虫、头虱及疥癣等疾病。

【用量】 5~15g。

【用法】 煎服，或入丸、散。外用适量，外洗、坐浴或涂搽。久咳虚嗽宜蜜炙用。

【注意事项】 本品易伤胃滑肠，故脾胃虚寒便溏者不宜用。

【配伍】 百部配沙参，有润肺养阴、止咳祛痰之功，用治肺热气津两伤的咳嗽、肺痨久嗽；配白前，降气化痰止咳，治外感或内伤肺气壅滞的久嗽气喘；配贝母，润肺化痰、散结止咳，治痰热凝结之咳嗽，痰黄稠难咳；配苦参，燥湿杀虫，煎汤熏洗，灭阴虱；配紫菀、贝母、寒水石，清肺化痰止咳，治小儿肺热咳嗽。

【附方】 1. 百部散（《太平圣惠方》） 治小儿咳嗽，头热。百部、贝母、紫菀、葛根各30g，石膏60g。共为末，每服3g，加竹叶60g，水煎，食后服。

2. 百部汤（《圣济总录》） 治热嗽气喘。百部、百合、桑白皮、柴胡、枳壳、木通各30g，赤芍药、郁李仁各1g，炙甘草15g，赤茯苓60g。为粗末，每服10g，加生姜3片，水煎服。

3. 百部膏（《疡医大全》） 治牛皮癣。百部、白鲜皮、鹤虱、蓖麻仁、生地黄、黄柏、当归各等分。用麻油入药熬枯去渣，复熬至滴水成珠，入黄蜡，以试水不散为度，再入雄黄末少许和匀，敷患处。

【按】 百部饮片可分为生、蒸、蜜炙几种。生百部味甘苦，性温，以杀虫灭虱力强，多用于诸虫虱症等；蒸百部味甘苦，性较生药为温，以温肺止咳力胜，多用于寒痰咳嗽；炙百部味甘微苦，性微温而润，以润肺止咳力强，多用于肺痨咳嗽。

栀子凉心肾，鼻衄最宜

【译注】 栀子清心肾之火，解血分之热；血热妄行的鼻衄出血，用之最为适宜。本品味苦性寒，归心、肺、肾、三焦经。能清心、肾二经之热，泻三焦之火邪，有泻火除烦、凉血解毒作用。治热病烦闷，血热吐衄，尿血、便血等症。此外，本品还能清热利湿，消肿止痛，用治湿热黄疸，小便黄赤，痈肿疮毒，跌打损伤。

【用量】 5~10g。

【用法】 煎服，或入丸、散。栀子皮（果皮）偏于达表而去肌肤之热；栀子仁（种子）偏于走里而清内热。生用走气分而泻火；炒黑则入血分而止血。

【注意事项】 本品苦寒伤胃，脾虚便溏者不宜用。

【配伍】 栀子配淡豆豉，清热除烦，治邪热留扰胸中的虚烦懊恼；配侧柏叶，清热凉血止血，治血热吐血、衄血；配滑石，清热凉血，利尿通淋，治膀胱湿热，小便涩痛；配牡丹皮，清热凉血，疏肝泄热，治肝脾血虚而发热、胁痛及经来腹痛、头痛、目涩等症；配白茅根，清热凉血利尿，用治衄血、尿血。

【附方】 1. 栀子厚朴汤（《伤寒论》） 治伤寒下后，心烦腹满，卧起不安者。栀子10g，厚朴12g，枳实15g。水煎服。

2. 栀子柏皮汤（《伤寒论》） 治伤寒身热发黄。栀子15g，甘草6g，黄柏9g。水煎服。

3. 栀子乌梅汤（《奇效良方》） 治伤寒瘥后不得眠。栀子、黄芩各6g，柴胡9g，甘草3g，乌梅10g，生姜3片，竹叶5g，淡豆豉

10g。水煎服。

【按】 栀子药用分生用、炒焦用。生用，味苦性寒，以泻火解毒、利胆退黄力胜，多用于热病烦渴、湿热黄疸等；炒焦用，味苦微涩，性微寒，清热除烦、凉血止血力强，多用于虚烦懊恼及血热妄行吐衄等。

玄参治结热毒痈，清利咽膈

【译注】 玄参治热毒蕴结的痈肿疮毒，并能清利咽喉，宽畅胸膈。本品味苦甘咸性寒，有清热凉血，泻火解毒，滋阴，散结利咽的功效。用于治疗温邪入营，内陷心包，温毒发斑，津伤便秘，咽喉肿痛，瘰疬痰核，痈肿疮毒。此外，还可用治劳嗽咳血，内热消渴，骨蒸劳热等症。

【用量】 10 ~ 15g。

【用法】 煎服，或入丸、散。

【注意事项】 脾胃虚寒、食少便溏者不宜服用。反藜芦。

【配伍】 玄参配牡蛎，软坚散结，治痰火凝结的瘰疬、瘿瘤、痰核；配牡丹皮，凉血化斑，治丹毒、斑疹；配牛蒡子，清热利咽，治咽喉肿痛；配麦冬，养阴生津，治阴虚消渴；配板蓝根，滋阴清火利咽，治阴虚火旺、虚火上炎所致咽喉肿痛。

【附方】 1. 消瘰丸（《医学心悟》） 治瘰疬初起。玄参、牡蛎、贝母各120g。共为末，炼蜜为丸，每服9g，每日2次。

2. 玄参散（《太平圣惠方》） 治伤寒上焦虚，毒气热壅塞，咽喉连舌肿痛。玄参、射干、黄药子各30g。共为末，每服9g，以水一大盏，煎至五分，去滓，不拘时温服。

【按】 玄参滋阴作用不及生地黄，但降火之力较生地黄大。玄参又能解毒散结，咽喉肿痛，瘰疬疮毒多用之；生地黄善于滋阴养血，阴血不足之证多用之。

升麻消风热肿毒，发散疮痍

【译注】 升麻能散风热，解百毒，消痈肿，治疮痍。本品味辛微甘性微寒，功能解表透疹，清热解毒，并能升举阳气。用治外感表证，麻疹不透，齿痛口疮，咽喉肿痛，温毒发斑，气虚下陷，久

泻脱肛，崩漏下血等症。痍（yí）：伤，创伤。这里是指皮肤因生疮而受伤的意思。

【用量】 3～10g。

【用法】 煎服，或入丸、散。发表透疹解毒宜生用，升阳举陷固脱宜制用。

【注意事项】 麻疹已透，以及阴虚火旺、肝阳上亢、上盛下虚者，均当忌用。

【配伍】 升麻配牛蒡子，疏散风热，透疹解毒，治疹毒热盛，疹出不畅；配柴胡，散热、升阳，入补气和血剂中，治阳气虚陷的久痢脱肛、子宫脱垂，入泻火解毒剂中，能泄热解毒，治头面丹毒及火毒肿痛等症；配石膏、黄连，清胃泻火，治龈肿牙痛、口舌生疮；配白芷，清胃火，散风热，治阳明头痛。

【附方】 1. 升麻葛根汤（《阎氏小儿方论》） 治伤寒，瘟疫，风热，壮热头痛，疮疹已发或未发。升麻、葛根、芍药、炙甘草各等分。共为末，每服12g，水煎服。

2. 升麻汤（《圣济总录》） 治百痛，皮色紫赤，恶寒壮热，未成脓者。升麻、连翘、大青、炒大黄、玄参各30g，生地黄60g，败酱草、络石藤、白蔹各15g。水煎服。

【按】 升麻饮片分生用、蜜制两种。生品味辛甘性微寒，以发表透疹、清热解毒为胜，多用于麻疹初起，口舌生疮，咽喉肿痛等症；蜜炙品味甘性平，以升举阳气力强，多用于气虚下陷，少气懒言，倦怠乏力，子宫脱垂，脱肛等症。

尝闻腻粉抑肺而敛肛门

【译注】 曾听说腻粉能制止肺气上逆，平痰喘，且有收敛肛门止泻的功效。《本草纲目》载腻粉即轻粉。轻粉为拔毒化腐生肌药，并无收敛肛门止泻作用，一般以外用为主。本品具有攻毒，杀虫，敛疮，逐水通便的功效。用治疮疡溃烂，疥癣瘙痒，湿疹，酒渣鼻，梅毒下疳，以及水肿胀满、二便不利的实证。

【用量】 0.1～0.2g。

【用法】 入丸、散服。外用适量，研末调涂，或制膏外贴。

【注意事项】 本品主含氯化亚汞，内服毒性强烈，不能过量或持续服用，以防引起汞中毒，服后要及时漱口，以防口腔糜烂。孕妇忌服。外用亦不可过量和久用。

【配伍】 轻粉与冰片配伍，有攻毒止痛作用，外治恶疮、顽癣等；配牵牛子，逐水通便，治水肿臌胀；配大风子肉，外治梅毒疮癣；配羊蹄、硫黄，捣烂外搽，治疥癣；配青黛、煅石膏、黄柏，研末外用，治疮疡、疥癣溃烂面分泌物多；配煅石膏，外治臁疮久不收口。

【附方】 1. 灭瘢丹（《疡医大全》） 治面部瘢。轻粉、白附子、炒黄芩、白芷、防风各等分。共为细末，炼蜜为丸，洗面后擦面部。

2. 化腐紫霞膏（《外科正宗》） 治发背已成，瘀肉不腐作脓，及疮内有脓而外不穿溃者。轻粉、蓖麻仁各9g，血竭6g，巴豆仁15g，樟脑3g，金顶砒1.5g，干螺蛳肉2个。共为末，麻油调擦顽硬肉上。

【按】 轻粉与水银同源。二者均为辛寒有毒之品，均有杀虫、解毒、利水作用，同可用治杨梅恶疮、疳痛溃烂、疥癣瘙痒及小便不利水肿，都是外用药的常用品。水银毒性剧烈，多为外用，不可内服；轻粉毒性次之，可以内服入丸、散，以通利二便，消臌胀，退水肿。

金箔镇心而安魂魄

【译注】 金箔质重镇降，能镇定心神，安定魂魄。本品味辛苦性平，归心、肝经。功能镇心安神，解毒，用治心肝实热及惊吓所致神魂不安，惊痫，癫狂，心悸及疮毒。倘是虚证，应该用补养药，单用金箔重镇，则不能收到满意的效果。

【用量】 0.9～1.5g。

【用法】 煎服，或入丸、散。一般多作丸药挂衣。外用：研末敷。

【注意事项】 阳虚气陷、下利清冷者忌服。

【附方】 1. 金箔镇心丸（《沈氏尊生书》） 治癫痫惊悸，怔忡气郁，一切痰火之疾。西珀、天竺黄、朱砂各15g，胆星30g，牛黄、雄黄、珍珠各6g，麝香1.5g。蜜丸，每30g作30丸，金箔为衣，薄荷汤下1丸。

2. 金箔散（《补要袖珍小儿方论》） 治耳脓水。白矾、胭脂各15g，金箔7片。同研细末，掺在耳内。

【按】 金箔又名金薄，为用黄金锤成的纸状薄片。自然金又名生金，通常分为脉金（山金）和砂金两种，脉金产于石英脉中，砂金产于冲积层中。

茵陈主黄疸而利水

【译注】 茵陈又名茵陈蒿，是治疗黄疸病的要药，并有利水作用。本品味苦辛性微寒，善清利脾胃肝胆湿热，使之从小便而出，有良好的利胆退黄之效，为治疗湿热黄疸的要药。此外，还可用治湿温、湿疹、湿疮。

【用量】 6～15g。

【用法】 煎服，外用适量。

【注意事项】 蓄血发黄及血虚萎黄者慎用。

【配伍】 茵陈配栀子，清热利湿退黄，治湿热黄疸；配干姜、附子，温脾肾，逐寒湿，退黄疸，治寒湿郁滞，阳气不能宣运，胆汁外泄所致身目发黄、其色晦暗、身冷肢厥、脉沉细的阴黄证；配厚朴，清热化浊，理气消疸；配滑石，清热利尿，治伤暑或温病及发黄的湿郁小便不利。

【附方】 1. 茵陈蒿汤（《伤寒论》） 治湿热黄疸，一身面目尽黄，黄色鲜明，发热，但头汗出，身无汗，口渴，腹微满，大便秘，小便短赤者。茵陈18g，栀子15g，大黄6g。水煎，分3次服。

2. 茵陈四逆汤（《医垒元戎》） 治发黄肢体冷逆，腰以上自汗者。茵陈60g，附子1枚，干姜45g，甘草30g。水煎，分2次服。

【按】 茵陈与青蒿均气味芳香，均可用治湿温、暑温。然茵陈主入脾胃，清利湿热，利胆退黄，主治湿热黄疸及湿疮瘙痒；青蒿主入肝胆，功专解骨蒸劳热，尤能清泻暑温之火，为骨蒸劳热、疟疾寒热及暑温壮热所常用。

瞿麦治热淋之有血

【译注】 瞿麦善治热淋而兼有血热出血者。本品味苦性寒，有利尿通淋，破血通经的作用。用治湿热淋证，尤善治热淋、血淋以

及血热瘀阻之经闭或月经不调。

【用量】 10～15g。

【用法】 煎服。

【注意事项】 孕妇忌服。

【配伍】 瞿麦配滑石，清热利尿，治小便不利、涩痛及淋病；配白茅根、小蓟，清热凉血利尿，治下焦湿热的小便淋漓热痛、血尿；配丹参、益母草，祛瘀通经，治血瘀经闭诸症。

【附方】 1. 瞿麦汤（《奇效良方》） 治气淋涩痛。瞿麦穗、黄连、大黄、枳壳、当归、大腹皮、射干各45g，桂心15g。上㕮咀，每服12g，水1.5盏，生姜7片，煎至八分，去渣，不拘时温服。

2. 瞿麦散（《奇效良方》） 治黄疸，小便赤涩，心神烦闷。瞿麦、麦门冬、茵陈、黄芩各30g，栀子60g，大黄45g。为散，每服12g。

【按】 瞿麦与萹蓄均为清热利水通淋药，用治尿涩热痛，两药常相须为用。瞿麦利小肠而导热，宜用于尿道热痛或尿血之热重于湿者；萹蓄清膀胱湿热，宜用于小便不爽，溲短而黄之湿热交阻者。萹蓄善清湿热，治湿热泻痢黄疸，又能杀虫止痒，治虫积腹痛，湿疹阴痒；瞿麦又能破血通经，治妇女经闭。

朴硝通大肠，破血而止痰癖

【译注】 朴硝通大肠，散热结，破瘀血，去痰积。朴硝和芒硝实为一物，为常用的咸味泻下药。味咸苦性寒，归胃、大肠经。有泻下攻积，润燥软坚，清热消肿的作用。用治实热积滞，大便燥结，并去邪热所结的瘀血、停痰或积食，又可治热毒壅盛所致咽痛、口疮、目赤及痈疮肿痛。原文中"止痰癖"的"止"字，虽可作"结束"、"平息"解，但从朴硝的药性来讲，以改"止"作"去"为宜。

【用量】 10～15g。

【用法】 内服宜冲入药汁内或开水溶化后服。外用适量。

【注意事项】 孕妇及哺乳期妇女忌用或慎用。

【配伍】 芒硝配硼砂，清热解毒防腐，治咽喉红肿、口舌生疮；配白矾，治皮肤湿疹；配马齿苋，清热消肿，治痔疮肿痛；配大黄，泄热通便，治胃肠实热积滞，大便秘结；配当归、川芎、桃仁、红花，治妇女瘀血经闭。

【附方】 1. 凉膈散（《太平惠民和剂局方》） 治上、中二焦热邪炽盛，烦躁口渴，面赤唇焦，口舌生疮，胸膈烦热，或咽痛吐衄，便秘尿赤。大黄、朴硝、甘草各60g，栀子、黄芩、薄荷各30g，连翘60g。共研粗末，每服6g，加竹叶7片，蜜少许，水煎服。

2. 泻肝饮子（《医宗金鉴》） 方治旋螺外障，气轮之内乌珠色变青白，如螺蛳之壳，其色初青久黑，其形尖圆。芒硝、大黄、桔梗、柴胡、黄芩、炒知母、细辛、车前子各3g。共为粗末，水煎，去渣，食后服。

【按】 目前临床使用大多分为芒硝与皮硝两种。取天然产的芒硝，经煮炼、过滤、冷却后，取上层的结晶为芒硝，下层的结晶为朴硝。芒硝味咸苦，性寒，有润燥软坚、泄热通便的作用，多用于热积便秘，结胸满痛，咽喉肿痛；皮硝味咸辛苦，性寒，用于局部外敷，有消积散痈作用，多用于食积停滞和乳痈初起。

石膏治头痛，解肌而消烦渴

【译注】 石膏善治胃火头痛，并解肌退热，清胃生津而消除烦渴。本品味辛甘性大寒，归肺、胃经。为常用清热泻火药。生用能清热泻火、除烦止渴，煅用敛疮生肌、收湿止血。内服用治温热病气分实热证，壮热烦渴，肺热咳喘，胃火牙痛、头痛；外敷用治疮疡不敛，湿疹瘙痒，水火烫伤，外伤出血。石膏能使热邪由里达表，所以有解肌退热的作用。至于头痛、恶寒无汗或少汗等外感证，不宜使用。勿因原文有解肌二字，而误作一般发汗药应用。

【用量】 15～60g。

【用法】 水煎服，宜打碎先煎。内服宜生用，外用宜火煅研末。

【注意事项】 脾胃虚寒及阴虚内热者忌用。

【配伍】 石膏配知母，清肺胃实热，治温热病气分实热炽盛，烦渴引饮；配熟地黄，滋阴泻火，用治阴亏火旺的头痛、牙痛、口渴；配犀角（水牛角），清热凉血、解毒消斑，治温热疫毒，壮热吐衄；配细辛，清胃镇痛，治胃火上冲，龈肿牙痛；配麻黄，宣肺平喘，治邪热壅肺的咳喘、鼻扇；煅后配黄柏，清热燥湿、敛疮，外治烫火伤、湿疹。

【附方】1. 白虎汤（《伤寒论》） 治肺胃大热，大烦渴，大汗出，脉搏洪大者。石膏32g，知母18g，粳米10g，甘草6g。水煎服。若有口干舌燥、津液不足的症状，本方可加人参，名为人参白虎汤。

2. 石膏汤（《备急千金要方》） 治风毒。石膏90g，麻黄10g，杏仁12g，鸡子2枚，甘草10g。水煎服。

【按】 石膏与寒水石，二者均可清泄阳明实热，以治热邪郁于气分，壮热、烦渴、大汗、脉洪大之症。其不同点在于，石膏入肺经，可治肺热喘急，并甘寒保津，与清营凉血药合用，还可治气血两燔，神昏发斑诸症，煅后外用，又可敛疮生肌，用治湿疹湿疮、水火烫伤等；寒水石咸寒，入肾经，有降火软坚之效，可治咽喉肿痛，目赤烂眼，积聚水肿及尿闭。

前胡除内外之痰实

【译注】 前胡善除内伤、外感、痰热壅盛的咳嗽。本品味苦辛性微寒，归肺经。具有降气化痰，疏散风热的功效。用治痰热咳喘，风热咳嗽。善宣肺散外感风热，降气除肺中痰热，对于内外实热的痰嗽，都能解除。

【用量】 6~10g。

【用法】 煎服，或入丸、散。

【注意事项】 阴虚久咳，寒饮咳嗽不宜用。

【配伍】 前胡配桑白皮，泻肺化痰，止咳定喘，治气逆痰盛，咳嗽气短；配白前，降气化痰，治肺气不宣之咳嗽气逆；配桔梗，止咳祛痰利咽，治感冒咳嗽，痰多，咽痒；配紫菀，止咳平喘，治风热或风燥袭肺，咳嗽有痰，胸满者。

【附方】1. 前胡饮（《奇效良方》） 治暴急成劳，痰盛喘嗽。前胡、肉桂、人参、茯苓、柴胡、炒枳壳、黄芩、生地黄、旋覆花、炙甘草、玄参各30g，麦门冬、半夏、白术各45g，厚朴60g。为粗末，每服12g，加生姜7片，水煎不拘时服。

2. 前胡汤（《备急千金要方》） 治胸中逆气，心痛彻背，少气不食。前胡、甘草、半夏、芍药各6g，黄芩、当归、人参、桂心各

3g，生姜10g，大枣20枚，竹叶10g。为粗末，水煎，分4次服。

【按】 前胡有生用、炒用和蜜炙用的不同。生前胡味苦辛，性凉，化痰兼散风邪，多用于咳喘兼见外感表证者；炒前胡味苦微辛，性平，化痰且降气，多用于痰气互阻，肺气不降之喘咳；炙前胡味苦甘微辛，性微寒，祛痰而润肺，多用于燥邪伤肺之咳嗽。

滑石利六腑之涩结

【译注】 滑石禀滑利之性，能通利六腑的滞涩、壅结。本品味甘淡性寒，归胃、膀胱经。有利尿通淋、清解暑热的功效，能通利六腑的结滞。主治热淋，石淋，尿热涩痛，暑湿，湿温等。此外，本品外用又能收湿敛疮，用治湿疮、湿疹、痱子等。

【用量】 10～20g。

【用法】 煎服，宜布包。外用适量，撒敷。

【注意事项】 脾虚、热病伤津及孕妇忌用。

【配伍】 滑石配甘草，清暑利湿，治伤暑身热，心烦，口渴，小便短少；配冬葵子、车前子，利尿通淋，治湿热下注，小便淋痛；配黄柏，清热燥湿，治湿疮、湿疹；配椿根白皮，收敛止带，治带脉失约，湿热带下；配薄荷、白芷，研末外用，收湿敛疮，治痱子；配薏苡仁、豆蔻仁、通草，清热解暑化湿，治湿温胸闷。

【附方】 1. 六一散（《伤寒直格》） 治中暑。滑石180g，甘草30g。共为细末，每服9g，蜜少许，温水调下，无蜜亦可，或欲冷饮者，新井泉调下亦可。

2. 滑石白鱼散（《金匮要略》） 治小便不利。滑石、白鱼、乱发（烧）各10g。共为散，饮服3g，每日3次。

【按】 滑石与石膏均能清热止渴，然滑石止渴在于利窍渗湿，使脾胃中和而渴自止，故适用于暑热有湿而小便短赤不畅烦渴者，古称"滑石治渴，非实能治渴也，资其利窍，渗去湿热，则脾胃中和，而渴自止尔"，燥热烦渴不宜应用；石膏止烦渴，在于清阳明大热，使热去则津液存留，故阳明热盛烦渴用之合宜。两者外用均能祛湿收敛，然滑石用于湿疹、痱毒流水而奇痒者；煅石膏偏于治疮疡溃后久不收口者。

天门冬止嗽，补血涸而润肝心

【译注】 天门冬养阴润肺、清泄肺热而止嗽，并滋养肺、肾、心、肝之阴液，发挥补血润燥之功。本品又名天冬，味甘苦性寒，归肺、肾、胃经。能养阴润燥，清肺生津。能清肺火，滋肾阴，止咳嗽，从而补养肺、肾、心、肝的阴血。用治阴虚肺热，燥咳或劳嗽咳血及肾阴不足，阴虚火旺，潮热盗汗，遗精，热病伤津之食欲不振，口渴及肠燥便秘。

【用量】 6～12g。

【用法】 煎服，或入丸、散。

【注意事项】 脾虚泄泻，痰湿内盛者忌服。

【配伍】 天门冬配麦门冬，有滋阴清热、润燥止咳的功效，治阴虚热盛，津亏口渴，燥热咳嗽；配熟地黄，滋阴润燥，治阴虚津亏，口干舌红，肺燥咳嗽；配百合，滋阴润肺，治肺痿之属于虚热者；配麦冬、百部，养阴润肺止咳，治百日咳及阴虚咳嗽；配生地黄、沙参，润肠通便，治肠燥便秘。

【附方】 1. 天门冬丸（《证治准绳》） 治肺虚咳嗽。天门冬45g，百合、前胡、川贝母、半夏、桔梗、桑白皮、防己、紫菀、赤茯苓、生地黄、杏仁各20g。共研细末，炼蜜为丸，如梧桐子大，每服20丸，生姜汤送下，每日3次。

2. 天门冬膏（《医学正传》） 治血虚肺燥，皮肤坼裂，及肺痿咳脓血证。天门冬，新掘者不拘多少，洗净，去皮、心，细捣，用银锅或砂锅慢火熬成膏，每用一二匙，空心温酒调服。

【按】 天门冬与麦门冬均为滋阴润燥之品，二药常相须为用，具有滋阴清肺、润燥止咳之功，用治燥咳咳血，阴伤口渴，肠燥便秘。不同之处，天门冬性大寒，清火润燥之力较麦门冬为胜，且入肾经而滋肾水；麦门冬微寒，滋阴润燥之力不及天门冬，且可清心除烦，益胃生津。

麦门冬清心，解烦渴而除肺热

【译注】 麦门冬能清心泻火除烦，养阴生津止渴，还能清肺润肺止咳。本品又名麦冬，味甘微苦性微寒，归肺、胃、心经。有养阴润肺，益胃生津，清心除烦的功效。用治肺阴不足，燥咳痰黏，

劳热咳嗽，痰中带血；胃阴虚证，口渴咽干，大便燥结；心阴虚及温热病，热扰心营，心烦不眠等症。能养阴清热，既可解烦渴，又能清肺热。

【用量】 6~12g。

【用法】 煎服，或入丸、散。清养肺胃之阴多去心用，滋阴清心多连心用。

【注意事项】 感冒风寒或痰湿咳嗽，以及脾胃虚寒泄泻均忌服。

【配伍】 麦门冬配玉竹，润燥生津，益胃清肺，用治久病、热病伤津，胃热烦渴及肺热咳嗽；配半夏，和胃降逆止呕，治热病伤津，咳嗽，呕逆；配五味子，滋阴敛肺止咳，治肺阴虚咳嗽；配天门冬，滋阴清热，治肺胃燥热，咳嗽痰少，咽喉干燥等；配桑叶、杏仁、生石膏，清肺止咳，治肺热咳嗽。

【附方】 1. 沙参麦冬汤（《温病条辨》） 治燥伤肺胃，津液亏损，咽干口渴，干咳少痰，舌红少苔。沙参9g，玉竹6g，麦冬9g，甘草3g，桑叶、生扁豆、天花粉各5g。水煎服。

2. 麦门冬汤（《金匮要略》） 治心肺火盛，咳逆上气，咽喉不利。麦门冬18g，党参9g，制半夏5g，粳米15g，大枣4枚，甘草3g。水煎服。

【按】 麦门冬有生用、朱砂拌、炒用的区别。生药味甘微苦，性微寒，以滋阴润肺力专，多用于燥热咳嗽，肺痨潮热；朱砂拌麦门冬，味甘微苦，性寒，以清心除烦，多用于心烦不安，或失眠多梦；炒麦门冬味甘微苦，性微寒，以养胃生津力胜，多用于消渴多饮，气短口干及大便秘结。

又闻治虚烦、除哕呕，须用竹茹

【译注】 又听说治疗虚烦不眠，胃热呕哕必用竹茹。本品味甘性微寒，能清热化痰，除烦止呕。治肺热咳嗽，痰热心烦不寐；胃热呕吐，妊娠恶阻。此外，还有凉血止血作用，治吐血、衄血、崩漏等症。

【用量】 6~10g。

【用法】 煎服，或入丸、散。生用清化痰热，姜汁炙用止呕。

【配伍】 竹茹配橘皮，清热止呕，理气降逆，治呕吐、呃逆；

配半夏，和胃降逆祛痰，治胃气不和、痰浊致虚烦不寐、呕恶等症；配芦根，清虚热，生津液，治热病津伤、心烦口渴、呕吐等症；配黄连，清胃止呕，治胃热呕逆；配黄芩、瓜蒌，清热化痰止咳，治热痰咳嗽。

【附方】 1. 竹茹汤（《医经会解》） 治支饮咳嗽，涎涌气逆，胸满膈痛。桔梗6g，竹茹9g，萝卜子、枳实、苏子、白芥子各6g，青皮3g，杏仁6g，桑白皮、竹沥各9g，姜汁3g。水煎服。

2. 橘皮竹茹汤（《金匮要略》） 治胃虚呃逆、干呕。橘皮9g，竹茹6g，生姜3片，人参6g，炙甘草3g，大枣3枚。水煎服。

【按】 竹茹饮片有生药及姜汁炒用两种。生竹茹味甘，性微寒，以清热化痰为主，多用于肺热咳嗽；姜汁炒竹茹味甘辛，性平，以和胃止呕为主，多用于呕吐，惊悸失眠，妊娠恶阻。

通秘结、导瘀血，必资大黄

【译注】 泻下通腑，治大便秘结，导行瘀血一定要使用大黄。本品味苦性寒，归脾、胃、大肠、肝、心包经。能泻下攻积，逐瘀通经。用治积滞便秘，瘀血诸证，如妇女产后瘀阻腹痛、瘀血经闭、瘀血肿痛等。为治疗积滞便秘之要药，对热结便秘尤为适宜。此外，本品还有清热泻火，凉血止血，解毒利湿功效。用治火邪上炎致目赤，咽喉肿痛，牙龈肿痛，血热吐衄，热毒疮疡，肠痈腹痛，水火烫伤及湿热痢疾，湿热黄疸，淋证等。

【用量】 5～15g。

【用法】 煎服应后下，或开水泡服，久煎则泻下力减弱。外用适量涂敷。生大黄泻下力较强，欲攻下者宜生用；酒制大黄泻下力较弱，活血作用较好，宜用于瘀血证；大黄炭则多用于出血证。

【注意事项】 本品苦寒，易伤胃气，脾胃虚弱者慎用；且善活血祛瘀，妇女妊娠期、月经期、哺乳期应忌用或慎用。

【配伍】 大黄配芒硝，泻下攻积，用治胃肠热结便秘，或热病邪结，高热，大便燥结者；配附子，温下寒实积滞，用治冷积便秘；配黄连、黄芩，清热泻火，治火热亢盛所致各症；配茵陈、栀子，清泄湿热，利胆退黄，治湿热黄疸；配肉桂，用治习惯性便秘；配煅石膏，凉血解毒，燥湿生肌，研末外敷治水火烫伤；配桃仁、红花，活血祛瘀通经，治经闭，痛经。

【附方】 1. 大承气汤（《伤寒论》） 治肠胃实热，谵语，腹满，大便燥结。大黄12g，厚朴15g，枳实15g，芒硝9g。水煎服。

2. 大黄牡丹汤（《金匮要略》） 治肠痈初起，右下腹疼痛拒按，右脚屈而不伸，伸则腹痛甚。大黄、芒硝、牡丹皮、桃仁各9g，冬瓜仁15g。水煎服。

3. 大黄附子汤（《金匮要略》） 治寒实积聚，便秘，腹痛，恶寒肢冷。大黄9g，熟附子12g，细辛3g。水煎服。

【按】 大黄饮片分为生、制、酒洗、炭药。生药以攻积导滞、泻火解毒为主，多用于热结便秘及热毒壅盛，痈肿疔疮；制大黄，泻下力缓，清热化湿力强，多用治湿热内阻致黄疸、淋证；酒洗大黄以活血祛瘀为主，用治瘀血腹痛、肠痈、蓄血、经闭、痛经；大黄炭，以止血为主，多用治血热妄行之吐血、衄血、便血等证。

宣黄连治冷热之痢，又厚肠胃而止泻

【译注】 黄连治疗热泻热痢，又苦味清湿热、健胃而止泄泻。本品味苦性寒，为清热燥湿药，尤善清泄中焦、大肠的湿热，治热痢热泻，心烦吐血，以及一切湿热性的外科及眼科病，尤为治湿热泻痢之要药。黄连又是苦味健胃药，厚肠胃即是苦味健胃的意思。本品具有清热燥湿、泻火解毒的功效，亦可用治湿热痞满，呕吐吞酸；高热神昏，心烦不寐；血热吐衄；痈肿疔疮，目赤牙痛；外治湿疹、湿疮，耳道流脓。

【用量】 2~10g。

【用法】 煎服，若研末吞服1~1.5g，每日3次。外用适量涂敷。炒用降低寒性。姜汁炙用清胃止呕，酒炙清上焦火，猪胆汁炒泻肝胆实火。

【注意事项】 本品苦寒，过服久服易伤脾胃，故脾胃虚寒、阴虚津伤者慎用。

【配伍】 黄连配生地黄，清热降火，凉血解毒，治温热伤营，神昏谵语，夜寐不安；配木香，清热止痢，行气止痛，治热痢后重；配肉桂，清泻心火，引火归原，治心肾不交的失眠，多梦；配细辛，清胃火，止牙痛，治胃火牙痛，齿龈肿胀，口舌生疮；配黄芩、栀子，清热泻火，治热病，高热，烦躁，神昏谵语；配茵陈、栀子，清热利湿退黄，治湿热黄疸。

【附方】 1. 黄连解毒汤（《外台秘要》）治三焦热盛，大热烦狂，口燥咽干及外科痈肿疔毒。黄连、栀子各9g，黄芩、黄柏各6g。水煎服。

2. 香连丸（《兵部手集方》）治湿热痢疾，脓血相兼，腹痛，里急后重。黄连、木香等分为丸服。

3. 黄连膏（《医宗金鉴》）治鼻窍生疮，干燥疼痛。黄连、黄柏、姜黄各9g，当归尾15g，生地黄30g。香油360g，将药炸枯，去渣，下黄蜡120g溶化尽，将油滤净，倾入瓷碗内，以柳枝不时搅拌，候凝为度，涂患处。

【按】 黄连生用泻火解毒力盛，用治温热病，壮热神昏，热毒壅盛和火热迫血妄行；炒用，清热燥湿，厚肠止痢功善，治胃肠湿热，泄泻痢疾；姜汁炒，清热燥湿，和胃止呕力专，用于湿热内阻，胃失和降，恶心呕吐；酒炒，清心除烦效优，治心火偏亢，烦躁失眠，惊悸怔忡；猪胆汁拌炒，清肝泻火；盐水拌炒，清下焦湿热；吴茱萸煎汁拌炒，清肝和胃，降逆止呕。

淫羊藿疗风寒之痹，且补阴虚而助阳

【译注】 淫羊藿祛风散寒除湿，治疗风寒湿痹，并有补肝肾、助元阳之功。本品味辛甘性温，有补肾壮阳，祛风除湿的功效。能治肝肾不足感风寒湿邪致筋骨痹痛，风湿拘挛麻木，以及肾阳不足之阳痿、尿频、腰膝无力等症。凡辛温助阳燥烈的药物，都有伤阴助火的缺点，所以阴虚火旺的患者宜慎用。

【用量】 3～15g。

【用法】 煎服，或浸酒、熬膏，或入丸、散。

【注意事项】 阴虚火旺者不宜用。

【配伍】 淫羊藿配补骨脂，补阳固精，治肾阳虚，阳痿、早泄、遗尿、尿频；配巴戟天，补肾阳，强筋骨，祛风湿，治肾阳不足，风寒湿痹，腰膝冷痛；配威灵仙，散风寒，强腰膝，通经络，治风湿痹痛，四肢麻木；配枸杞子、菟丝子，补肾助阳，治腰膝软弱，阳痿。

【附方】 1. 淫羊藿酒（《食医心鉴》） 治阳痿，或半身不遂。淫羊藿500g，醇酒5000ml，浸服。

2. 仙灵脾散（《太平圣惠方》） 治风走注疼痛，来往不定。仙灵脾、威灵仙、川芎、肉桂、苍耳子各30g。共捣细为散，每服3g，温酒调下。

【按】 淫羊藿生用味辛甘性温，祛风胜湿力胜，多用于风寒湿痹；羊油炙用，味甘微辛性温，温肾壮阳力强，多用于肾虚阳痿，宫冷不孕。

茅根止血与吐衄

【译注】 白茅根可凉血止血，善治血热妄行的吐血、衄血等出血病症。本品味甘性寒，有凉血止血、清热利尿、清肺胃热的功效，用治血热妄行所致吐血、衄血、咳血、尿血及热淋、水肿，黄疸。此外，还可用治胃热呕吐，肺热咳喘等症。

【用量】 15～30g，鲜品加倍。

【用法】 煎服或捣汁服。

【注意事项】 脾胃虚寒者慎用。

【配伍】 白茅根配黄芪，补气利尿，治气虚水肿；配芦根，清热止渴，治热病烦渴；配藕节、生地黄，清热凉血，止血消瘀，治血分有热之吐血、衄血；配赤小豆，利水消肿，治体虚浮肿。

【附方】 1. 茅根饮（《圣济总录》） 治卒淋，结涩不通。白茅根、木通各90g，石韦、黄芩、当归、芍药、冬葵子、滑石各60g，血余炭10g。共为粗末，每服6g，水煎服。

2. 茅根饮子（《外台秘要》） 治胞络中虚热，时小便出血色。白茅根30g，茯苓10g，人参、干地黄各6g。水煎服。

【按】 白茅根味甘而不腻膈，性寒而不伤胃，利水而不伤阴，为清热凉血止血良药，用于血热妄行之多种出血。兼具清热利尿之功，又可用治黄疸、急性肾炎水肿，尤善清肺胃膀胱之热而凉血止血，治膀胱蕴热尿血。

石韦通淋于小肠

【译注】 石韦清小肠之热而利尿通淋。本品味甘苦性微寒，归

肺与膀胱经。能清小肠之热。小肠为心之腑，心移热于小肠，则尿色赤而淋痛，故本品有利尿通淋作用，又能凉血止血，善治血淋涩痛。此外还能清肺止咳，治肺热咳嗽气喘。

【用量】 6～12g。大剂量30～60g。

【用法】 煎服。

【注意事项】 阴虚无湿热者慎用。

【配伍】 石韦配生蒲黄，利尿消瘀止血，治血淋、小便涩痛；配瞿麦，清热利尿通淋，治热淋、血淋、尿涩作痛；配地榆，清肺止血，治肺热咳血、崩漏；配丹参、赤芍、益母草，活血化瘀通经，治血瘀经闭、痛经。

【附方】 1. 石韦散（《备急千金要方》） 治血淋。石韦、当归、蒲黄、芍药各等分。为末，每服10g，每日3次。

2. 石韦散（《普济本事方》） 治石淋，小腹隐痛，茎中痛，溲出砂石者，并治诸淋。石韦、瞿麦、榆白皮、冬葵子各6g，车前子、滑石、赤茯苓各9g，木通4.5g，甘草3g。水煎服。

【按】 石韦与滑石二药均能利尿通淋，均可用治热淋、石淋尿道涩痛。然石韦凉血止血，善治血淋；滑石性滑而利湿，对湿热淋痛及石淋更为适宜；此外，石韦清肺止咳，凉血止血；滑石清暑止渴，收湿敛疮。

熟地黄补血且疗虚损

【译注】 熟地黄滋补阴血，多用治阴虚、精血不足的虚损病证。本品味甘性微温，具有补血养阴、填精益髓的功效。用治血虚萎黄，心悸失眠，阴虚骨蒸，盗汗遗精，消渴及精血亏虚的须发早白，腰膝酸软，眩晕耳鸣等症。有滋补阴血，治疗一切阴虚性虚损证的功效。此外，熟地黄炭能止血，治崩漏等血虚出血证。

【用量】 10～30g。

【用法】 煎服，或入丸、散。

【注意事项】 本品黏腻，有碍消化，凡脘腹胀满、食少便溏、痰湿重者慎用。

【配伍】 熟地黄配当归，滋阴补血，用治血虚萎黄；配龟甲，滋阴潜阳，治阴虚阳亢的头晕耳鸣；配知母、黄柏，滋阴降火，治阴虚火旺，骨蒸潮热；配山茱萸，补肝肾，固精气，治肝肾不足，头晕耳鸣，阳痿遗精；配山药，滋阴补肾，固精止遗，治肾虚遗精、遗尿；配党参，气血双补，治气血两亏，形神不足。

【附方】 1. 四物汤（《太平惠民和剂局方》） 治血虚血滞所致月经不调、痛经及一切血虚证而见舌淡、脉细者。熟地黄、当归、白芍、川芎各等分。水煎服。

2. 六味地黄丸（《小儿药证直诀》） 治肝肾阴虚之腰膝酸软，头晕目眩，盗汗遗精等。熟地黄24g，山药、山萸肉各12g，茯苓、泽泻、牡丹皮各9g。为丸服，每服9g，日2～3次。

【按】 熟地黄与生地黄原本一物，只因炮制不同，性味、主治始有差别。生地黄甘苦寒，有清热凉血、养阴生津的作用，用治热入营血及血热妄行，斑疹吐衄，津伤口渴，内热消渴；熟地黄为生地黄加酒久蒸久晒而得，药性由寒变温，具有补血养阴、填精益髓的功效，主治血虚萎黄，阴虚骨蒸，精血亏虚，须发早白，腰膝酸软等症。

生地黄宣血更医眼疮

【译注】 生地黄鲜品压汁内服，能清热凉血，治一切热性出血症；并可治眼部红肿热痛的疾患。本品味甘苦性寒，干品寒性较弱，甘味重，滋阴养血的功效强，治疗阴虚内热，骨蒸劳热等症。此外，生地黄具有清热凉血、养阴生津的作用，可治热入营血、血热妄行所致斑疹吐衄及津伤口渴，内热消渴，肠燥便秘。

【用量】 10～15g。鲜品用量加倍。

【用法】 煎服，或入丸、散。

【注意事项】 本品性寒而滞，脾虚湿滞腹满便溏者不宜使用。

【配伍】 生地黄配阿胶，滋阴止血，治虚热咳血、吐血、衄血、崩漏及温热病耗伤营血的证候；配玄参，滋阴清热凉血，治阴虚火旺，咽干心烦及温热病，烦热口渴；配白芍，滋阴养血，治血虚有热诸症；配熟地黄，滋肾阴，养精血，治阴虚血亏之有热者。

【附方】 1. 百合固金汤（《医方集解》） 治肺肾阴虚，咳痰带血，咽喉燥痛，手足心热，骨蒸盗汗，舌红少苔，脉细数。生地黄6g，熟地黄9g，麦冬4.5g，百合、白芍（炒）、当归、贝母、生甘草各3g，玄参、桔梗各2g。水煎服。

2. 增液汤（《温病条辨》）　治阳明温病，津液不足，口渴，大便秘结。玄参30g，麦冬、生地黄各24g。水煎服。

赤芍药破血而疗腹痛，烦热亦解

【译注】　赤芍药活血破血、清热凉血，善治瘀血腹痛和温邪入营烦躁身热等症。本品味苦性微寒，归肝经。有清热凉血，散瘀止痛，清肝泻火的功效。凡温毒发斑，血热吐衄；目赤肿痛，痈肿疮疡；肝郁胁痛，经闭痛经，癥瘕腹痛，跌打损伤等一切因瘀血、邪热引起的疼痛和烦热的证候均适用。

【用量】　6～12g。

【用法】　煎服，或入丸、散。

【注意事项】　月经过多者不宜用，反藜芦。

【配伍】　赤芍药配川芎，活血祛瘀止痛，用治妇女血瘀癥瘕，经闭腹痛及外伤瘀血疼痛、痈疽等症；配桃仁，活血祛瘀通经，治妇女血瘀，月经先期，血多有块而色紫黯者；配香附，活血行气，调经止痛，治气滞血瘀的腹痛、胁肋痛及妇女经痛；配薄荷，凉血疏风，治肝热上攻，目赤肿痛，头痛等症。

【附方】　1. 赤芍药散（《太平圣惠方》）　治赤痢多腹痛不可忍。赤芍药、黄柏各60g。共捣筛为散，每服10g，以淡浆水煎去滓，不计时候稍热服。

2. 如神散（《太平圣惠方》）　治妇人血崩不止，赤白带下。香附、赤芍药等分为末，盐少许，水煎食前服。

【按】　赤芍药与牡丹皮均能凉血祛瘀，常相须为用。牡丹皮清热凉血为优，既能清血分实热，又能治阴虚发热；赤芍药活血祛瘀为好，善祛瘀止痛，还可用治瘀血痛证。

白芍药补虚而生新血，退热尤良

【译注】　白芍药补血养血，生新血，善养阴血，退虚热。本品味苦酸性微寒，有养血调经、生新血的功效。既能平抑肝阳，柔肝止痛，又能敛阴止汗。用治血虚或阴虚有热的月经不调、崩漏下血；肝阴不足或阴虚阳亢之头晕，胁痛，四肢拘挛作痛；阴虚盗汗

及表虚自汗等。

【用量】 5~15g。

【用法】 煎服，或入丸、散。平肝敛阴多生用；养血调经多炒用或酒炒用。

【注意事项】 反藜芦。

【配伍】 白芍药配熟地黄，有养血补血的功效，用治血虚头晕，妇女月经涩少及各种血虚证；配龟甲，有敛阴潜阳、柔肝息风的功效，用治肝肾不足、肝阳上亢的头痛眩晕及热病伤津，虚风内动的手足瘈疭等；配石决明，养血柔肝，平肝镇静，用治热病伤津及津亏血少、阴虚阳亢之筋脉挛急等症；配木香，行气和血，缓急止痛，治气血凝滞的下痢腹痛。

【附方】 1. 白芍药散（《太平圣惠方》） 治虚损唾血吐血。白芍药、当归、附子、黄芩、白术、甘草各3g，阿胶6g，生干地黄12g。水煎服。

2. 当归芍药散（《金匮要略》） 治妇人怀妊腹中痛。当归9g，芍药30g，茯苓12g，白术12g，泽泻15g，川芎15g。共为细末。每服9g，酒送下，每日3次。

【按】 白芍药与赤芍药，古时不分，统称芍药。陶弘景开始分赤芍药、白芍药两种，但未分用。成无己《注解伤寒论》谓："芍药，白补而赤泻，白收而赤散也。"赤芍药清热凉血，活血祛瘀，主治血热妄行的吐血、衄血，目赤肿痛以及瘀血阻滞的痛经、闭经、跌打损伤，痈肿疮毒等；白芍药养血敛阴止汗，柔肝缓急止痛，用治肝血不足，月经不调，里急腹痛，肝阳上亢头痛、眩晕，自汗、盗汗等。

若乃消肿满逐水于牵牛

【译注】 若用于水肿胀满，二便不利，应首选牵牛子逐水退肿，泻下攻积。本品味苦性寒，有小毒，具有泻下逐水、利大小便的功效，所以治水肿胀满、积滞便秘的疾病。此外，本品兼可去积、杀虫，用治虫积腹痛等症。还能泻肺气、逐痰饮，可治痰饮喘咳。

【用量】 3~9g。入丸、散服，每次1.5~3g。

【用法】 水煎服。炒用药性减缓。

【注意事项】 孕妇忌用。不宜与巴豆同用。

【配伍】 牵牛子配甘遂、大戟，有泻下逐水、通利二便的功效，治水肿胀满，二便不通的实证；配沉香，温阳化气，行水消肿，治脾肾阳虚的水肿腹胀；配小茴香，温阳利水，治水饮诸疾；配葶苈子，泻肝逐饮，治肺气壅滞的气喘胀满、水肿腹胀；配槟榔，消积杀虫，治食积腹痛便秘及虫积腹痛。

【附方】 1. 牵牛汤（《圣济总录》） 治水肿。牵牛子、槟榔、木香、陈皮、茯苓各9g。水煎，每日1剂，分2次服。

2. 禹功散（《儒门事亲》） 治停饮肿满。黑牵牛12g，茴香3g，木香3g。共为细末，以生姜自然汁调服3g，临卧服。

【按】 牵牛子与大黄二药均有泻下作用。牵牛子有毒，有泻下逐水功效，用治水肿腹满、二便不通的实证，且能杀虫消积，用治食积及虫积腹痛；大黄泻下通腑，用治实热积滞，大便秘结，并能清热解毒，凉血活血，清利湿热，用治痈肿疮毒，目赤肿痛，血热吐衄，瘀血经闭、痛经、癥瘕积聚。

除毒热杀虫于贯众

【译注】 贯众，清除热毒、杀虫最宜选用。本品味苦性微寒，有小毒。有清热解毒，凉血止血，杀虫的功效。治风热感冒，温毒发斑，痄腮，多种肠道寄生虫病，血热吐衄，便血崩漏等症。近年用其治流行性感冒，有预防作用。

【用量】 4.5～9g。

【用法】 水煎服。清热解毒杀虫宜生用；凉血止血宜炒炭用。

【注意事项】 本品有小毒，用量不宜过大。脾胃虚寒者及孕妇慎用。

【配伍】 贯众配板蓝根，有清热解毒、凉血化斑的功效，治风热感冒，温毒发斑；配榧子、槟榔、杀虫，治钩虫病；配墨旱莲、生地黄、阿胶，凉血止血，治妇女崩漏下血；配大青叶、板蓝根、金银花，清热解毒，治热毒疮疡、痄腮等。

【附方】 1. 贯众散（《太平圣惠方》） 治蛔虫攻心，吐如醋水，痛不能止。贯众、鹤虱、狼牙草、芜荑、龙胆各30g，麝香3g。共捣罗为散。每于食前以淡醋汤调下6g。

2. 贯众散（《圣济总录》） 治暴吐血嗽血。贯众30g，黄连15g。共捣罗为末，每服4g，浓煎糯米调下。

金铃子治疝气而补精血

【译注】 金铃子又名川楝子，善于治疗疝气睾丸肿痛，且能补精血。本品味苦性寒，有小毒，有行气止痛、杀虫疗癣的功效。用治肝郁化火所致诸痛证，为治疗肝郁气滞且兼肝热之疝气疼痛的良药。此外，还可用治虫积腹痛及头癣、秃疮等证。

金铃子补精血的功效，一般中药书中很少见到。

【用量】 4.5～9g。外用适量。

【用法】 水煎服。

【注意事项】 本品有毒，不宜过量或持续服用，以免中毒。

【配伍】 金铃子配郁金，有行气止痛功效，用治肝郁气滞，胁痛，腹痛；配小茴香，行气止痛，治疝气肿痛初起，兼见寒热交错者；配乌梅、川椒，杀虫止痛，治蛔虫腹痛；配当归、川芎、香附，行气活血，治气滞血瘀痛经，月经不调。

【附方】 1. 导气汤（《医方简义》） 治寒疝，以及偏坠，小肠疝痛。川楝子9g，小茴香1.5g，木香、淡吴茱萸各3g。水煎服。

2. 金铃子散（《活法机要》） 治热厥心痛，或发或止，久不愈者。金铃子、延胡索各30g。共为细末，每服6～9g，酒调下，温汤亦可。

【按】 川楝子与苦楝皮均性味苦寒，均有杀虫疗癣的功效，同可用治虫积腹痛及癣疮。然川楝子行气止痛，偏用于肝气郁滞，胁肋脘腹诸痛，疝气疼痛；苦楝皮善驱蛔虫，用于虫积腹痛。

萱草根治五淋而消乳肿

【译注】 萱草根能治疗五淋涩痛，又能消散乳痈肿痛。本品味甘性凉，有利水，凉血，消肿的功效。用治五淋，水肿，小便不通，乳痈肿痛及衄血、便血、崩漏等证。

五淋：指石淋、劳淋、血淋、气淋、膏淋五种。

【用量】 6～9g。

【用法】 水煎服或捣汁服。外用：捣敷。

【附方】 1.《太平圣惠方》治通身水肿方 萱草根叶，晒干为末，每服6g，食前末饮服。

2.《现代实用中药》治乳痈肿痛方 萱草根（鲜者）捣烂，外用作罨包剂。

【按】 据江苏新医学院《中草药手册》："干萱草根用量一般不宜超过一两，过量有可能损害视力。"《浙江药用植物志》："大剂量服用可致失明。"萱草的毒性主要集中于根中，其毒性因产地不同而有很大差异，加热60℃以上可以使毒性减弱，甚至完全破坏。萱草根在体内有很大的蓄积作用，感染血吸虫的动物对萱草根的耐受较未感染者低，用米泔水泡制不能减低药物的毒性，黄连、黄柏可部分解除其毒性。

侧柏叶治血山崩漏之疾

【译注】 侧柏叶善治血热妄行的崩漏等各种出血证。本品味苦涩性微寒，功能凉血止血。炒炭用治崩漏等各种出血证，尤以血热出血用之为宜。此外，本品又有化痰止咳、生发乌发的作用，用治肺热咳嗽及血热脱发、须发早白等症。

血崩或崩中：指妇女不在经期，忽然阴道大量出血如山崩一样。

漏：指妇女经血点滴而下，缠绵不止，又如屋漏一般。

【用量】 10～15g。外用适量。

【用法】 水煎服或外用涂搽。止血多炒炭用，化痰止咳、生发乌发宜生用。

【注意事项】 本品苦寒，脾胃虚寒者不宜久服。

【配伍】 侧柏叶配蒲黄，有凉血止血的功效，用治血热崩漏；配生地黄、荷叶、艾叶清热凉血止血，用治血热妄行的吐血、衄血；配干姜炭，温通止血，治吐血不止；配槐花、炒荆芥，凉血止血，治肠风下血。

【附方】 1. 柏叶汤（《金匮要略》） 治吐血不止。侧柏叶、干姜各3两，艾3把。上三味，以水5升，取马通汁1升，合煮，取1升，分温再服。

2. 侧柏散（《普济方》） 治肠风、脏毒、酒痢，下血不止。嫩柏叶60g，陈槐花30g，共为丸服。

3. 柏叶酒（《本草纲目》） 治风痹历节作痛。侧柏叶煮汁，同曲米酿酒饮。

【按】 侧柏叶性寒凉而涩，生用清热凉血，炒炭则收敛止血。侧柏叶与白茅根两者均具有清热凉血作用，然侧柏叶苦涩而止血，功偏清血中实热；而白茅根甘寒而止血，以清血中伏热为好。白茅根又入膀胱经，有清热利尿之功，以治血热尿血见长；侧柏叶又入肺经，功兼化痰止咳，还可用治肺热咳嗽、痰稠难咯。

香附子理血气妇人之用

【译注】 香附善于调理气血，为妇科所常用。本品味辛、微苦、微甘，性平。有疏肝解郁，调经止痛，理气调中的功效。用治肝郁气滞胁痛、腹痛；月经不调、痛经，乳房胀痛等症，有"气病之总司，女科之主帅"之称，为妇科调经止痛的要药。

【用量】 6~9g。

【用法】 水煎服。醋炙止痛力增强。

【注意事项】 凡气虚无滞、阴虚血热者慎用。

【配伍】 香附配柴胡，有疏肝解郁的功效，治肝郁胸胁胀痛；配木香，疏理肝脾，行气止痛，治肝脾气滞的脘腹疼痛、消化不良的吐泻；配乌药，散寒行气止痛，治肝肾气滞寒郁的小腹胀痛、寒疝腹痛；配当归，活血调经止痛，治月经不调、气滞血瘀的痛经等症；配高良姜、吴茱萸，温中行气止痛，治胃脘气痛。

【附方】 1. 铁罩散（《中藏经》） 安胎。香附子，炒，去毛，为细末，浓煎紫苏汤调下3g。

2. 醋附丸（《妇人大全良方》） 治元脏虚冷，月候不调，头眩，少食，浑身寒热，腹中急痛，赤白带下，心怔气闷，血中虚寒，胎气不固。香附500g，醋煮，焙为末，醋和丸桐子大。每服30~40丸，米饮下。

【按】 关于本品功用有"生用上行达表，熟用下走足膝，酒炒通经活络，醋炒消结散积止痛，姜汁炒化痰饮，炒炭止血"的说法。

地肤子利膀胱，可洗皮肤之风

【译注】 地肤子能清利膀胱湿热，煎汤外洗可治疗湿疹、湿疮、

风疹瘙痒。本品味辛苦性寒，具有利尿通淋、清热利湿、祛风止痒的功效，用治淋证及阴痒带下，皮肤风疹、湿疮。

【用量】 10～15g。外用适量。

【用法】 水煎服。外用熏洗。

【配伍】 地肤子配苦参，清热化湿止痒，治湿疹、湿疮、皮肤瘙痒；配白矾，清热化湿止痒，治湿疹、疥癣；配生地黄、黄柏，清热利尿，治小便热痛；配金银花、菊花、荆芥，清热利湿解毒，治丹毒。

【附方】 1.《子母秘录》方　治妊娠患淋，小便数，量少忽热痛，手足疼烦。地肤子15g。水煎服。

2. 宣阳汤（《医学衷中参西录》）　治阳虚气弱，小便不利。野台参12g，威灵仙5g，寸麦冬18g，地肤子3g。煎服。

【按】 地肤子与苦参两药均能清湿热，又能祛风止痒，且都有利尿作用，凡风湿侵袭肌肤所致的皮肤瘙痒及妇女阴痒带下以及湿热蕴结小便淋痛不利之证，均可配伍使用。地肤子祛风利湿止痒功效较佳，故偏治风湿热邪所致皮肤瘙痒及妇女阴痒，小便淋痛；苦参清热燥湿功效突出，故治热毒痒疮，湿热泻痢，黄疸水肿等。

山豆根解热毒，能止咽喉之痛

【译注】 山豆根清解热毒，善治热毒蕴结，咽喉肿痛。本品味苦性寒，有毒，有清热解毒、利咽消肿的功效，为治疗咽喉肿痛的要药。用治热毒蕴结，咽喉肿痛。此外，本品尚可用治牙龈肿痛，湿热黄疸，肺热咳嗽，痈肿疮毒等症。近年来用于钩端螺旋体病及早期肺癌、喉癌、膀胱癌等均有一定疗效。

【用量】 3～6g。外用适量。

【用法】 水煎服。

【注意事项】 本品大苦大寒，有毒，过量服用易引起呕吐、腹泻、胸闷、心悸等，故用量不宜过大。脾胃虚寒者慎用。

【配伍】 山豆根配牛蒡子，有清热解毒利咽的功效，用治咽喉肿痛；配板蓝根，清热解毒，消肿利咽，用治咽喉肿痛及牙龈肿痛，口舌生疮；配茵陈、大黄，清热利湿，治湿热黄疸；配白花蛇舌草、鱼腥草，清热解毒，治早期肺癌、喉癌等癌肿。

【附方】 1. 山豆根丸（《仁斋直指方》） 治积热咽喉闭塞肿痛。山豆根30g，大黄、升麻、朴硝（生）各15g。为末，炼蜜为丸，如皂子大。每1粒以薄绵包，含服。

2. 山豆根方（《仁斋直指方》） 治咽喉上膈热毒患瘰疬者。山豆根、紫苏叶，细锉，煎汤，临卧服。

【按】 山豆根又名广豆根，为豆科植物越南槐的根；北豆根为防己科植物蝙蝠葛的根茎，为北方习用。二者功效相近，北豆根除解毒利咽，治咽喉肿痛外，近年发现还兼有降压、镇咳、祛痰及抗癌作用。

白鲜皮去风治筋弱，而疗足顽痹

【译注】 白鲜皮功偏祛风燥湿解毒，善治湿热阻滞经络所致的筋骨痿弱及足膝顽痹。本品味苦性寒，清热燥湿，祛风解毒。治湿热痹痛，关节红肿热痛，屈伸困难，不能行走等症。此外，还可用治湿热疮毒，湿疹疥癣，黄疸尿赤等症。

【用量】 5～10g。外用适量。

【用法】 水煎服。

【注意事项】 脾胃虚寒者慎用。

【配伍】 白鲜皮配苦参，清热解毒杀虫，治湿热疮痒；配地肤子，清利湿热，祛风止痒，治皮肤湿疮、瘙痒；配薄荷、蝉蜕，清热解毒，疏散风热，治游风、瘾疹瘙痒等。

【附方】 1. 白鲜皮汤（《沈氏尊生书》） 治湿热黄疸。白鲜皮、茵陈各等分，水煎服。

2. 白鲜皮散（《太平圣惠方》） 治小儿心肺风热壅滞，胸膈不利。白鲜皮、防风、犀角、黄芩、知母、沙参、人参各15g，炙甘草30g。每服3g，水煎服。

【按】 白鲜皮与苦参二药，均能清热燥湿，常用治湿疹、湿疮、黄疸、带下等症。苦参祛风杀虫，又可治皮肤瘙痒与妇女带下、阴道瘙痒等症；白鲜皮入血脉，利关节，用治风痹与湿痹而兼有热者。

旋覆花明目治头风，而消痰嗽壅

【译注】 旋覆花祛痰通络、明目，治疗头风痛；降气、消痰治

痰壅喘嗽。本品味苦辛咸性微温，有降气化痰、降逆止呕的功效。用治咳嗽痰多及痰饮蓄结之胸膈痞满及噫气呕吐。

【用量】 3～10g。

【用法】 水煎服，宜布包。

【注意事项】 阴虚劳嗽，津伤燥咳者忌用；又因本品有绒毛，易刺激咽喉作痒而致呛咳呕吐，故须布包入煎。

【配伍】 旋覆花配半夏，有降气消痰的功效，用治痰饮呕逆，咳喘，心下痞满；配前胡，降气化痰止咳，用治咳嗽痰多而清稀者；配代赭石，降逆止呕，治痰浊内阻，呕吐，呃逆，噫气等症；配黛蛤散，清肺化痰止咳，治肺热咳嗽，痰多。

【附方】 1. 旋覆代赭汤（《伤寒论》） 治伤寒发汗，若吐若下，解后，心下痞硬，噫气不除者。旋覆花10g，人参12g，生姜12g，代赭石15g，炙甘草5g，制半夏10g，大枣4枚。水煎服。

2. 旋覆半夏汤（《妇人大全良方》） 治风痰呕逆，饮食不下，头目昏闷。旋覆花、枇杷叶、川芎、细辛、赤茯苓各3g，前胡4.5g，姜3片，枣5枚。水煎服。

【按】 旋覆花与苏子二药均能下气消痰，用治痰壅气逆喘咳。旋覆花兼行气化痰，降逆止呕，用于噫气、呕吐；苏子下气消痰定喘，润肠通便，用治肠燥便秘。

又况荆芥穗清头目便血，疏风散疮之用

【译注】 荆芥穗善疏风散邪，清利头目；炒炭止血，善治便血；疏散血中风热有消疮的作用。本品味辛性微温，有祛风解表、透疹消疮、炒炭止血的功效。善散风邪，既散风寒，又疏风热，并能疏散血中之风热而清利头目。用治外感表证，发热头痛，目赤肿痛，麻疹不透，风疹瘙痒，疮疡初起而兼有表证及吐衄下血等症。穗的力量尤大，倘要止血宜炒炭用。

【用量】 4.5～9g。

【用法】 水煎服。不宜久煎。发表透疹消疮宜生用；止血宜炒用。

【注意事项】 本品发表祛风，无风邪或表虚有汗者宜慎用。

【配伍】 荆芥配薄荷，有解表疏风、透疹止痒的功效，用治外

感表证，麻疹初起，风疹瘙痒；配桑叶、菊花，疏散风热，治外感风热；配黄芩、菊花，疏风散热，清肝明目，治风热目赤；配牛蒡子、蝉蜕，疏风止痒，治麻疹初起，风疹瘙痒；配防风，疏散风邪，用治外感表证及风疹瘙痒等症；配石膏，疏风清热，治风热头痛；配黄柏、白鲜皮、苦参，清热燥湿止痒，治风疹、湿疹、癣疮。

【附方】1. 荆防败毒散（《证治准绳》）荆芥、防风、人参、羌活、独活、前胡、柴胡、桔梗、枳壳、茯苓、川芎、甘草各3g。水煎服。

2. 消风百解散（《奇效良方》）治四时伤寒，头痛发热及痰壅咳嗽，鼻塞声重。荆芥、白芷、陈皮、麻黄、苍术各6g，甘草3g，生姜3片，葱白3根。水煎服。

【按】荆芥的茎、穗合称荆芥，单用穗则称荆芥穗。荆芥穗与荆芥功效略同，唯其发散作用较强，尤适用于散头面部风邪。

瓜蒌根疗黄疸毒痈，消渴解痰之忧

【译注】瓜蒌根即天花粉，善治黄疸，热毒疮痈、烦热消渴、燥痰干咳等症。本品味甘微苦性微寒，有清热泻火、生津止渴、消肿排脓的功效。用治热病烦渴，肺热燥咳，内热消渴，疮疡肿毒等症。

【用量】10~15g。

【用法】水煎服。

【注意事项】孕妇忌服，反乌头。

【配伍】天花粉配芦根，有清热生津止渴的作用，用治热病伤津，烦热口渴；配知母，清肺胃实热，生津止渴，治消渴及热病伤津烦渴；配贝母，清热消痰散结，治痰热痈肿；配金银花、连翘，清热解毒消痈，治疮痈肿毒；配牡蛎，清热消痰软坚，治痰火郁结，瘿瘤痰核。

【附方】1. 瓜蒌根散（《证治准绳》）治风热口中干燥，舌裂生疮。瓜蒌根、胡黄连、黄芩各20g，炒白僵蚕、白鲜皮、炒大黄各15g，牛黄、滑石各5g。共为细末，每服6g，不拘时竹叶煎汤调下。

2. 瓜蒌牡蛎散（《金匮要略》）治百合病，渴不瘥者。天花粉、煅牡蛎各等分。为细末，饮服10g，每日3服。

【按】 天花粉与芦根均能清热生津，除烦止渴，同可用治热病津伤烦渴，但清热之力芦根为胜，生津之力天花粉为优。芦根还可用治胃热呕吐，肺痈，尿频，而天花粉还可用治肺燥咳嗽，疮疡肿毒，为其不同之处。

地榆疗崩漏，止血止痢

【译注】 地榆善治血热妄行的崩漏、痔血便血，有止血止痢的功效。本品味苦酸涩性微寒，有凉血止血的功效，药性沉降，多用于下焦血热所致的便血、痔血、血痢、崩漏等。此外，又有解毒敛疮之功，用治烫伤、湿疹及疮疡痈肿等。

【用量】 10～15g。外用适量。

【用法】 水煎服或外用涂敷。

【注意事项】 虚寒者忌服。

【配伍】 地榆配茜草，清热凉血止血，用治便血等下焦湿热所致的出血证。配槐角，凉血止血，治肠风下血；配乌梅，凉血涩肠，治便血、血痢、痔疮；配黄柏，清热凉血，燥湿解毒，治水火烫伤、皮肤湿疹。

【附方】 1. 地榆芍药汤（《素问病机气宜保命集》） 治泻痢脓血，乃至脱肛。苍术30g，地榆60g，芍药、卷柏各90g。上为粗末，每服30g，水煎服，病退药止。

2. 地榆汤（《圣济总录》） 治血痢不止。地榆60g，甘草15g。共为细末，每服15g，水煎温服，日二夜一。

【按】 地榆与槐花均治便血、痔血，二药常相须为用。然地榆泻火解毒，敛疮，用治水火烫伤及痈肿疮毒，善治下部多种出血证；槐花不仅可治下部出血，而且又善疗衄血、咯血及皮下出血，又能清肝明目。

昆布破疝气，散瘿散瘤

【译注】 昆布消痰散瘿去瘤，除疝气肿痛。本品味咸性寒，能消痰软坚，利水消肿。因本品含碘较多，故可用治瘿瘤、瘰疬、睾丸肿痛等症。此外，还可用治脚气浮肿及痰饮水肿。

瘿，相当于现代医学所称的甲状腺肿。

【用量】 6～12g。

【用法】 水煎服。

【注意事项】 脾胃虚寒湿蕴者忌服。

【配伍】 昆布配海藻，有消痰散结的功效，用治瘰疬瘿瘤；配通草，利水消肿，治脚气浮肿；配夏枯草、牡蛎，软坚散结，治瘰疬。

【附方】 海龙丸（《疡医大全》） 治瘰疬。昆布、海藻、茯苓、山甲珠各60g，全蝎100个，龙胆45g，当归30g，桃核50个。为细末，荞麦面打糊为丸，梧桐子大，每服9g，早晚各1次。

【按】 昆布与海藻，性味相似，均可软坚散结，消痰利水。常用治瘿瘤瘰疬及痰饮水肿等证，临床常相须为用。

疗伤寒、解虚烦，淡竹叶之功倍

【译注】 淡竹叶治疗伤寒病，尤善治疗热病虚烦。本品味甘淡性寒，功能清热泻火，除烦，利尿。用治热病烦渴，有清心泄热、除烦止渴的作用。此外，也可用治口疮尿赤，热淋涩痛等症。

【用量】 6～9g。

【用法】 水煎服。

【配伍】 淡竹叶配木通，清心火，利小便，治心经火盛、胸中烦热、口舌生疮、小便短赤涩痛；配石膏，清热除烦，利尿止渴，治温病后期余热未清的身热、胸中烦热、喜冷饮、舌红少苔症。

【附方】 1. 竹叶石膏汤（《伤寒论》） 治伤寒解后，虚羸少气，气逆欲吐者。竹叶9g，石膏30g，制半夏9g，人参5g，麦冬18g，甘草3g，粳米15g。水煎服。

2. 淡竹叶汤（《奇效良方》） 治诸淋。淡竹叶、车前子、大枣、乌豆、灯心草、甘草各5g。水煎服。

【按】 淡竹叶、竹叶、竹叶卷心三者均能清热，除烦，利尿，均可用治温热病发热、口渴、心烦、口舌生疮、小便短赤之证。淡竹叶长于清心除烦利尿，烦热而小便不利、心经有热移于小肠用之最佳；竹叶清热除烦、生津、利尿，以清热生津为主，长于清心、胃二经火热，治热病烦渴；竹叶卷心长于清心经火热，有清心泻火作用，治热入心包，神昏谵语。

除结气、破瘀血，牡丹皮之用同

【译注】 牡丹皮凉血散瘀，善清血分邪热，散血中瘀滞。本品味苦辛性微寒，有清热凉血、活血祛瘀的功效。能清营分、血分实热。用治温毒发斑，血热吐衄，血滞经闭，痛经癥瘕，跌打损伤。此外，也可用治温邪伤阴，阴虚发热，夜热早凉，无汗骨蒸，痈肿疮毒，肠痈腹痛，能消除气血凝结。

【用量】 6~12g。

【用法】 水煎服。散热凉血生用，活血散瘀酒炒用，止血炒炭用。

【注意事项】 血虚有寒，月经过多及孕妇不宜用。

【配伍】 牡丹皮配青蒿，凉血除蒸，治邪伏阴分的骨蒸发热；配赤芍，凉血活血化瘀，治热伤营血的发斑、吐血、衄血及血虚有热的妇女月经不调；配白茅根，清热凉血利尿，治血热所致吐血、衄血、尿血等症；配桃仁，活血消肿止痛，治跌打损伤及血瘀经闭，痛经；配大黄、桂枝，活血行瘀止痛，治瘀血腹痛，肠痈腹痛。

【附方】 大黄牡丹皮汤（《金匮要略》） 治肠痈初起。大黄、牡丹皮、桃仁、芒硝各9g，冬瓜仁15g。水煎服。

【按】 牡丹皮与生地黄均治阴虚发热，生地黄甘寒滋阴而退热，牡丹皮辛凉透达凉血而除蒸退热。

牡丹皮与地骨皮二者均能清退虚热而治骨蒸，牡丹皮清散力强，长于治无汗之骨蒸，而地骨皮清中有甘补，善治有汗之骨蒸。

知母止嗽而骨蒸退

【译注】 知母功善清肺、润肺止咳嗽，滋阴退热除骨蒸。本品味苦甘性寒，有清热泻火、滋阴润燥的功效，用治肺热燥咳，骨蒸潮热，热病烦渴，内热消渴，肠燥便秘等症。

【用量】 6~12g。

【用法】 水煎服。清热泻火宜生用；滋阴降火宜盐水炙用。

【注意事项】 本品性寒质润，有滑肠之弊，故脾虚便溏者不宜用。

【配伍】 知母配黄柏，有滋阴降火功效，用治阴虚骨蒸潮热；配麦门冬，滋阴清肺，治肺热伤津、燥咳痰少或无痰；配天花粉，滋阴生津，治阴虚消渴；配酸枣仁，养血安神，清热除烦，治阴血不足、虚阳浮动的虚烦不眠。

【附方】 1. 玉液汤（《医学衷中参西录》） 治消渴。知母18g，生山药30g，生黄芪15g，生鸡内金6g，葛根5g，五味子9g，天花粉9g。水煎服。

2. 知母甘桔汤（《症因脉治》） 治肺家受燥，咳嗽气逆。知母、石膏、桔梗、甘草、地骨皮。水煎服。

3. 二母散（《太平惠民和剂局方》） 治肺热咳嗽。知母、贝母等分，制散剂服。

【按】 知母与石膏比较，二药均可用治阳明气分实热证，均有清热泻火之功。知母苦寒而润，既可清肺、胃、肾之火热，又可滋肺、胃、肾之阴虚，其滋阴作用较好，对阴虚有热之口渴、消渴、燥咳、潮热盗汗多用之；石膏辛甘大寒，其清热作用强于知母，多用治肺、胃实热，煅用又可敛疮生肌，用治水火烫伤、湿疮湿疹。

牡蛎涩精而虚汗收

【译注】 牡蛎煅用收敛固涩，善治遗精、滑精、自汗、盗汗。本品味咸性微寒，有重镇安神、平肝潜阳、软坚散结、收敛固涩、制酸止痛的功效。用治自汗、盗汗、遗精、滑精、崩漏、带下。也可用治心神不安，惊悸失眠；肝阳上亢，头晕目眩；痰核瘰疬，瘿瘤，癥瘕积聚及胃痛泛酸。

【用量】 10～30g。

【用法】 煎服或外用。宜打碎先煎。煅用收敛固涩，余皆生用。

【注意事项】 虚寒证不宜服。

【配伍】 牡蛎配白芍，敛阴止汗，治阴虚或血热自汗、盗汗；配龟甲，滋阴清热，固经止崩，治阴虚阳亢的头晕、耳鸣、腰膝酸软、潮热盗汗及血热的崩漏；配茜草，凉血止血止带，治崩漏、赤白带下。

【附方】 1. 牡蛎散（《太平惠民和剂局方》） 治体虚自汗，夜卧尤甚，心悸惊惕，短气烦倦。牡蛎、黄芪、麻黄根各30g。上为粗末，每用9g，浮小麦15g同煎，去渣，每日2次温服。

2. 金锁固精丸（《医方集解》） 治遗精滑精。牡蛎、龙骨、沙苑子、蒺藜、芡实、莲须、莲肉，制丸剂服。

【按】牡蛎分生、煅两种，生牡蛎味咸涩，性微寒，以重镇安神、平肝潜阳、软坚散结力胜，多用于头晕目眩，瘰疬瘿瘤；煅牡蛎味咸涩，性平，以收敛固涩、制酸止痛力强，多用治自汗、盗汗，胃痛吐酸，遗精、崩漏、带下等症。

贝母清痰止咳嗽而利心肺

【译注】贝母清化痰热，止咳止嗽，又能清心润肺。本品一般分川贝母、浙贝母两种，川贝母味苦甘性微寒，浙贝母味苦性寒，都有清热化痰、散结消痈的功效。治肺热咳嗽、肺痈肺痿、胸胁气逆、喉痹等症，又治瘰疬、乳痈等症。川贝母润肺止咳，多治虚劳咳嗽，肺热燥咳；浙贝母清热化痰，多治风热、燥热、痰热咳嗽。

【用量】3～10g。

【用法】水煎服。

【注意事项】反乌头。

【配伍】贝母配知母，滋阴清肺、润燥化痰，治阴虚火旺、咳嗽少痰；配麦冬、阿胶，滋阴润肺止咳，治肺燥或阴虚咳嗽；配杏仁，止咳化痰，治咳嗽气喘。

【附方】1. 贝母丸（《圣济总录》）治肺热咳嗽多痰，咽喉中干。贝母45g，甘草3g，杏仁45g。共为末，炼蜜为丸如弹子大。含化咽津。

2. 贝母丸（《景岳全书》）治肺热咳嗽，或肺痈，或肺痿等症。贝母30g。为末，以砂糖、蜜和丸，龙眼大，噙化或嚼服。若久嗽，贝母30g加百药煎、硼砂、天竺黄各3g；肺痈加白矾3g。

【按】川贝母与浙贝母均能清肺化痰止咳，同可用治痰热咳嗽。川贝母性凉而甘，滋润之性胜于开泄，多用于肺虚久咳、痰少咽燥之证；浙贝母性味苦寒，开泄清热力大，多用于外感风热或痰热郁肺之咳嗽。川贝母、浙贝母都有清热散结作用，同可治瘰疬、痰核、瘿瘤、痈疽等证，然以浙贝母为优。

桔梗开肺利胸膈而治咽喉

【译注】桔梗开宣肺气，通利胸膈，祛痰利咽，善治咽喉肿痛。

本品味苦辛性平，功能宣肺化痰，利咽排脓。治肺气不宣之咳嗽痰多，胸闷不畅，咽喉肿痛，失声，以及肺痈初期、胸胁满痛等症。

【用量】 3~6g。

【用法】 水煎服。排脓可用10g。

【注意事项】 本品升散，凡气机上逆，呕吐、呛咳、眩晕及阴虚火旺咳血等不宜用。用量过大易致恶心呕吐，又因桔梗皂苷有溶血作用，不宜注射给药。

【配伍】 桔梗配甘草，利咽解毒，治咽喉肿痛；配紫苏，宣肺祛痰，发表散寒，治风寒感冒咳嗽痰多；配半夏，宣肺降气，止咳化痰，治风寒外感或宿有湿痰的咳嗽痰多；配枳壳，理气利膈，止咳祛痰，治胸膈痞满，胸闷咳痰；配贝母，消痰散结，治咳嗽痰稠及痰核瘰疬；配白芷，托疮排脓，治疮痈已溃而脓出不畅者。

【附方】 1. 桔梗汤（《伤寒论》） 治少阴病，咽痛。桔梗3g，甘草3g。水煎服。

2. 桔梗散（《太平圣惠方》） 治肺痿、痰唾稠黏，暮即寒热，面色赤，胁肋胀满。桔梗、知母、柴胡、炒杏仁、人参、鳖甲、郁李仁、赤茯苓、白前、半夏各30g，槟榔、陈皮各15g。为粗末，每服12g，加生姜2g，水煎服。

【按】 桔梗与杏仁相比，桔梗辛平，开宣肺气，祛痰排脓，多用治肺气不宣，胸闷不畅，咳嗽痰多，肺痈胸痛，咳吐脓血等；杏仁苦泄降气，常用治外邪犯肺，肺失宣降之喘咳。桔梗又能利咽开音，用治咽喉肿痛，失声；杏仁又能润肠通便，多治肠燥便秘。

若夫黄芩治诸热，兼主五淋

【译注】 黄芩清热善治各种热性病证，兼治五淋，小便涩痛。本品味苦性寒，有清热燥湿，泻火解毒的功效。主治一切湿热性的疾病，如湿温暑温，湿热痞满，黄疸泻痢，肺热咳嗽，高热烦渴，痈肿疔疮等症。此外，又能凉血止血，除热安胎，用治血热吐衄，胎热不安。

【用量】 3~10g。

【用法】 水煎服。清热多生用；安胎多炒用；止血多炒炭用；清上焦热多酒炒用。

【注意事项】 本品苦寒伤胃，脾胃虚寒者不宜使用。

【配伍】 黄芩配黄连，清热燥湿解毒，治热病高热，烦躁及痈疮肿毒；配白芍，清热敛阴缓急，治湿热痢疾，发热，里急后重；配栀子，清利湿热，治湿热黄疸；配知母，清肺止咳，治肺热咳嗽；配夏枯草，清热泻火，治肝火亢盛，头晕头痛；配地榆，清泄大肠湿热，凉血止血，治肠风下血及肠痈腹痛；配桑白皮，清肺泻火，治肺热咳嗽。

【附方】 1. 黄芩汤（《伤寒论》） 治太阳与少阳合病自下利者。黄芩10g，芍药、甘草各6g，大枣12枚。水煎服。

2. 黄芩散（《太平圣惠方》） 治吐血衄血，或发或止，皆心脏积热所致。黄芩30g，捣细罗为散。每服9g，水煎服。

3. 清金丸（《丹溪心法》） 泻肺火，降膈上热痰。片子黄芩，炒，为末，糊丸，或蒸饼丸梧子大。服50丸。

【按】 黄芩又分枯芩、条芩。黄芩生长年久枯腐中空者名枯芩，生长年少条细而坚实者名条芩。一般认为，枯芩体轻主浮，专清肺胃上焦之火，善清肺火；条芩体重主降，专泻大肠下焦之火，善清大肠火热。

槐花治肠风，亦医痔痢

【译注】 槐花治疗肠风下血，尤善治疗痔血、便血、血痢。本品味苦性微寒，功能凉血止血，清肝泻火。主治血热出血证，尤善治痔血、便血。此外，还可用治肝火上炎的头痛目赤。

【用量】 10~15g。

【用法】 水煎服。止血炒炭用，清热泻火宜生用。

【注意事项】 脾胃虚寒者慎服。

【配伍】 槐花配地榆，清肠止血，治便血、痔血；配侧柏叶，凉血收敛止血，治便血、尿血、崩漏、吐血、衄血；配荆芥、枳壳，宽肠止血，疏风凉血，治肠风下血、痔疮出血；配豨莶草，凉血平肝，治肝阳上亢的头晕、失眠。

【附方】 1. 槐花散（《本事方》） 治肠风下血。槐花、柏叶、荆芥穗、枳壳各30g。共为末，每服6g，米饮食前调下。

2.《本草汇言》治赤白痢疾方 槐花9g，白芍药6g，枳壳3g，甘草2g。水煎服。

【按】 槐花、地榆均能凉血止血，用治便血、痔血。槐花质轻能升，味苦能降，又能清肝泻火，用治肝火上炎的头痛目赤；地榆质重味浊，性沉降，又有解毒敛疮的功效，用治烫伤、湿疹及疮疡肿毒。

常山理痰结而治温疟

【译注】 常山涌吐胸中痰涎，祛痰散结，并善治温疟。本品味苦辛性寒，有毒，性善上行，能涌吐痰涎，截疟祛痰。治温疟及胸中痰滞积聚等症。中医认为疟由痰而成，有"无痰不成疟"之语。常山治疟，实由其能涌吐痰涎的功效。

【用量】 4.5～9g。

【用法】 水煎服；入丸散量酌减。涌吐可生用，截疟宜酒制用。治疗疟疾宜在寒热发作前半天或2小时服用。

【注意事项】 因能催吐，用量不宜过大，体虚及孕妇不宜用。

【配伍】 常山配草果，祛痰截疟，治浊湿郁伏之温疫、瘴疟；配槟榔，截疟，治瘟疫、瘴疟；配甘草，涌吐痰涎，治胸口胀闷不舒，祛老痰积饮，食物中毒；配贝母、知母、槟榔、草果，清热祛痰截疟，治痰热疟疾。

【附方】 1. 常山饮（《太平惠民和剂局方》） 治疟疾。常山、知母、草果、炙甘草各1000g，高良姜600g，乌梅肉500g。共为粗末，每服9g，加生姜5片、大枣1枚，水煎服。

2. 截疟七宝饮（《简易方》） 治阳经实疟。常山、草果、槟榔、厚朴、青皮、陈皮、甘草等分。水酒各半煎，露之，发日早晨温服。

【按】 常山中毒症状，主要表现为恶心、呕吐，时伴有胃痛腹泻，甚则便血。故内服用量，不宜太大，一般不超过9g。宜久煎，服药宜凉。以酒炙品入方。也可考虑与法半夏、乌梅等合用，以防止呕吐。正气虚弱，久病体虚者忌服。

葶苈泻肺喘而通水气

【译注】 葶苈子既能清肺泄热、消痰降气，治咳喘痰壅；又能

通利水道、治水肿尿少。本品味苦辛性大寒，功能泻肺平喘，利水消肿。主治痰涎壅盛，喘息不得平卧之症，以及水肿、悬饮、胸腹积水、小便不利等症。又葶苈子有甜、苦两种，苦的性急力猛，甜的较缓。

【用量】 5～10g。研末服，3～6g。

【用法】 水煎服。

【注意事项】 肺虚喘咳、脾虚肿满者忌服。

【配伍】 葶苈子配大枣，泻肺平喘，治咳喘不得卧、浮肿者；配桑白皮，泻肺止咳平喘，治气壅喘咳；配防己，泻肺利水，治水肿咳喘；配桔梗、瓜蒌，泻肺祛痰消痈，治肺痈。

【附方】 1. 葶苈大枣泻肺汤（《金匮要略》） 治肺痈喘不得卧。葶苈子9g，大枣12枚。水煎服。

2. 葶苈散（《世医得效方》） 治肺壅咳嗽脓血，喘嗽不得睡卧。葶苈子75g。为末，每服6g，水煎温服。

【按】 葶苈子与桑白皮均泻肺行水，定喘消水，对水饮停肺之胀满喘息及小便不利、面目浮肿之证，常相须用。葶苈子泻肺行水消痰，多用于痰涎壅盛，喘满肿胀者；桑白皮重在清泄肺热，多用于肺热喘咳痰黄者。

此六十六种药性之寒者也
【译注】 以上66种药物，都是属于寒性的药物。

热 性 药 赋

药有温热，又当审详
【译注】 药物的性能有温性的，也有热性的，故应当详加审辨。

欲温中以荜茇
【译注】 若温中散寒，治疗胃寒腹痛，宜选荜茇。本品味辛性热，为温里药。功能温中散寒，下气止痛。主治胃寒脘腹冷痛，呕吐，泄泻，呃逆等症。

【用量】 1.5~3g。外用适量。

【用法】 水煎服。

【注意事项】 实热郁火、阴虚火旺者慎用。

【配伍】 荜茇配高良姜，温中散寒止痛，治胃寒腹痛，呕吐，腹泻；配吴茱萸、肉桂，温中散寒，治虚寒久泻；配胡椒，杀虫止痛，治龋齿疼痛。

【附方】 荜茇丸（《圣济总录》） 治脾虚呕逆，心腹痛，面色青黄，腰胯冷疼。荜茇、木香、附子、胡椒、桂、干姜、诃黎勒皮各15g，厚朴45g。共为丸，如梧桐子大，每服15丸，空心粥饮下，每日3次。

【按】 荜茇与荜澄茄均能温中散寒，用治中焦虚寒证。荜茇辛热，温热力较为突出，多用于脾胃虚寒之腹痛呕吐等症；荜澄茄辛温，辛散力较为突出，温中下气，并可温散肾与膀胱之冷气，治疝气腹痛，以及寒证小便不利、小便浑浊之症。

用发散以生姜

【译注】 生姜即鲜姜，多用于发表散寒。本品味辛性微温，功能发汗解表，温中止呕，温肺止咳。主治风寒感冒，脾胃寒证，胃寒呕吐，风寒咳嗽等症。

【用量】 3~9g。

【用法】 水煎服或捣汁服。

【注意事项】 本品伤阴助火，故阴虚内热者忌服。

【配伍】 生姜配大枣，养脾胃，和营卫，入解表药中可治感冒风寒，入脾胃药中可治胃脘不舒、恶心呕吐；配半夏，和胃止呕，治呕吐及痞满咳嗽痰多；配竹茹，清热祛痰，治痰热咳喘，中风痰壅；配竹茹，清热止呕，治胃热呕吐。

【附方】 1. 生姜半夏汤（《金匮要略》） 治病人胸中似喘不喘，似呕不呕，似哕不哕，心中愦愦然无奈者。生姜汁5ml，半夏10g。水煎服。

2. 生姜甘草汤（《备急千金要方》） 治肺痿，咳唾涎沫，咽燥口渴。生姜15g，甘草12g，人参9g，大枣12枚。水煎服。

五味子止嗽痰，且滋肾水

【译注】 五味子能敛肺气止痰嗽，又能滋肾水。本品味酸甘性温，有敛肺滋肾、收敛固涩、益气生津、补肾宁心的功效。用治久咳虚喘，遗精滑精，自汗盗汗，津伤口渴，久泻不止，心悸失眠等症。

【用量】 3~6g。研末服1~3g。

【用法】 水煎服。

【注意事项】 凡表邪未解，内有实热，咳嗽初起，麻疹初期，湿热泻痢，均不宜用。

【配伍】 五味子配酸枣仁，养心安神，治气血不足，虚烦失眠；配牡蛎，敛阴止汗，治自汗盗汗；配黄芪，益气固表止汗，治阳虚自汗；配桑螵蛸、金樱子，固精止遗，治遗精滑精；配吴茱萸、肉豆蔻，涩肠止泻，治久泻肠滑；配天花粉、葛根、山药，生津止渴，治津伤口渴及消渴。

【附方】 1. 四神丸（《证治准绳》） 治脾肾虚寒，五更泄泻。补骨脂12g，五味子、肉豆蔻各6g，吴茱萸3g，生姜24g，大枣10枚。捣和为丸服。

2. 五味细辛汤（《鸡峰普济方》） 治肺经感寒，咳嗽不已。白茯苓12g，甘草9g，干姜9g，细辛9g，五味子8g。共为细末，每服6g，水煎温服。

3. 五味子膏（《医学入门》） 治梦遗虚脱。北五味子500g熬膏服。

【按】 五味子近年用治肝炎，其降低转氨酶效果显著，已制成多种制剂用于临床。本品有北五味子、南五味子之分，北五味子为传统使用之正品。

腽肭脐疗劳瘵，更壮元阳

【译注】 腽肭脐即是海狗肾，能治疗诸虚百损，更重要的是能补肾益精，温壮元阳。本品味咸性热，有暖肾壮阳、益精补髓的功效。用治肾阳不足、肾精亏损引起的阳痿精冷、精少不育，肾阳衰微，心腹冷痛。

劳瘵：虚损之重症。《杂病源流犀烛》："五脏之气，有一损伤，积久成痨，甚而为瘵。痨者，劳也，劳困疲备也。瘵者，败也，羸败凋敝也。虚损痨瘵，其病相因。"

【用量】 研末服，每次1~3g，每日2~3次。

【用法】 冲服；入丸散1~3g，阴干或酒炙脆后研末服，也可浸酒服。

【注意事项】 阴虚火旺及骨蒸劳嗽等忌服。

【配伍】 腽肭脐配人参、鹿茸，补肾壮阳，益气填精，治肾阳虚衰、肾精亏损所致腰膝冷痛、畏寒肢冷、阳痿早泄等症；配附子、阳起石，壮阳补精，亦治真阳衰微，腰膝痿软等症。

【附方】 1. 腽肭脐丸（《济生方》） 治五劳七伤，真阳衰惫，脐腹冷痛，肢体酸疼，腰背拘急，脚膝缓弱，面色黧黑，肌肉消瘦，目眩耳鸣，口苦舌干，饮食无味，腹中虚鸣，胁下刺痛，夜多异梦，昼少精神，小便滑数，大便溏泄，时有遗沥等症。腽肭脐1对，天雄、附子、川乌、阳起石、钟乳粉各60g，鹿茸30g，独体朱砂、人参、沉香各10g。共研细末，用腽肭脐膏入少酒，臼内杵，和为丸，如桐子大。每服70丸，空心盐酒、盐汤任下。

2. 腽肭脐散（《圣济总录》） 治下元久冷，虚气攻刺心脾小肠，冷痛不可忍。腽肭脐、吴茱萸、甘松、陈橘皮、高良姜各等分，为散服。

【按】 本品为海狗的阴茎与睾丸，壮阳的作用较好，但来源不多，临床常用黄狗肾或黑狗肾代替，也有一定疗效。

原夫川芎祛风湿，补血清头

【译注】 川芎祛风湿，散瘀血，养新血，清头风，止头痛。本品味辛性温，为妇科活血行气调经止痛药，有活血行气、祛风止痛的功效，上行头目，中开郁结，下达血海。用治血瘀气滞痛证，如月经不调、头痛眩晕、胸腹胀痛及头痛、痹痛拘挛等症。

【用量】 3~9g。

【用法】 水煎服。

【注意事项】 阴虚火旺，多汗，热盛及无瘀出血证和孕妇当慎用。

【配伍】 川芎配当归，养血活血，行气止痛，治月经不调、产后瘀血腹痛及风湿痹痛；配桃仁、红花，活血调经，治瘀血阻滞，经闭痛经；配防风，散风寒，活血止痛，治外感风寒头痛、身痛、风湿痛。

【附方】 川芎茶调散（《太平惠民和剂局方》） 治感冒偏正头痛。川芎、荆芥各12g，白芷、甘草、羌活各6g，细辛3g，防风5g，薄荷24g。共为细末，每服6g，每日2次，清茶调下。

【按】 本品辛温升散，性善疏通，能上行头目，外达皮肤，有祛风止痛之功，为治疗头痛、风湿痹痛的良药，尤善治头痛，无论风寒、风热、血虚、血瘀的头痛，只要配伍适当，均可应用。

续断治崩漏，益筋强脚

【译注】 续断治疗崩漏下血，胎动不安，并善补肝肾、强筋骨、壮腰脚。本品味苦辛性微温。有补益肝肾，强筋健骨，止血安胎，疗伤续折的功效。用治崩漏下血，胎动欲坠，腰痛脚弱，阳痿不举，遗精遗尿，腰膝酸痛，寒湿痹痛及跌打损伤，筋伤骨折，痈肿疮疡等症。

【用量】 9～15g。

【用法】 水煎服。治崩漏下血宜炒用。外用研末敷患处。

【配伍】 续断配杜仲，补肝肾，强筋骨，用治肝肾不足的腰膝酸软、疼痛及胎动下血；配艾叶，止血安胎，治崩漏及胎动下血；配杜仲、狗脊，补肝肾，强腰膝，治肾虚腰痛；配黄精，补肾益精，治肝肾不足，腰痛脚弱；配当归、土鳖虫，活血疗伤，治跌打损伤。

【附方】 1. 续断丸（《妇科大全》） 治崩漏经多。续断、当归、黄芪、五味子、龙骨、赤石脂、熟地黄、艾叶、川芎、地榆，共为丸服。

2. 续断丸（《扶寿精方》） 治腰痛并脚酸腿软。续断60g，破故纸、牛膝、木瓜、萆薢、杜仲各30g。为丸服。

【按】 杜仲、续断均能补肝肾安胎，常同治腰痛、脚弱、胎动不安之症。然杜仲补益之功较续断为胜，且可强筋骨，故对肾虚腰痛，筋骨无力，功效最好；续断兼能通血脉，续筋骨，所以又治崩漏、关节痹痛、筋骨折伤等症。

麻黄表汗以疗咳逆

【译注】 麻黄发汗解表，开宣肺气以治疗外感风寒及咳嗽喘逆。本品味辛微苦性温，有发汗解表、宣肺平喘的功效。用治风寒感冒，肺气不宣的咳嗽气喘。此外，又能利水消肿，散寒通滞，用治风水水肿及风寒痹证，阴疽，痰核。

【用量】 2～9g。

【用法】 水煎服。发汗解表宜生用，止咳平喘多炙用。

【注意事项】 本品发散力强，凡表虚自汗、阴虚盗汗及虚喘均当慎用。

【配伍】 麻黄配桂枝解肌发表散寒，治外感风寒表实无汗；配杏仁，散寒止咳定喘，治风寒咳嗽、气喘；配生石膏，清肺泄热平喘，治热邪壅肺之咳嗽、气喘；配干姜，温肺散寒，化饮定喘，治寒饮喘咳；配熟地黄，补阴通滞，治寒湿阻滞经络的阴疽；配附子，温经通脉，助阳散寒，治阳虚外感、浮肿；配白术，健脾燥湿，利尿消肿，治水肿初起。

【附方】 1. 麻黄汤（《伤寒论》） 治太阳病头痛发热，身疼腰痛，骨节疼痛，恶风无汗而喘者。麻黄9g，桂枝6g，杏仁9g，炙甘草3g。水煎服。

2. 麻黄杏仁甘草石膏汤（《伤寒论》） 治肺热咳喘，气逆喘急。麻黄6g，杏仁9g，炙甘草5g，石膏18g。水煎服。

【按】 麻黄有生用与炙用的不同，生麻黄以发汗解表、利水消肿为好，多用治风寒表实证和风水水肿；炙麻黄以宣肺平喘力强，多用治肺气不宣之咳嗽气喘。

韭子壮阳而医白浊

【译注】 韭子温肾壮阳固精，善治男子阳痿白浊，女子白淫白带。本品味辛甘性温，有温补肝肾、壮阳固精的功效。用治肾阳虚弱的阳痿遗精，遗尿尿频，女子白淫白带及肝肾不足的腰膝酸软冷痛。

【用量】 3～9g。

【用法】 煎服，或入丸、散。

【注意事项】 阴虚火旺者忌服。

【附方】《魏氏家藏方》治肾与膀胱虚冷，真气不固，小便滑数。韭子12g，小茴香、补骨脂、益智仁、鹿角霜、龙骨各9g。为丸服。

川乌破积，有消痰治风痹之功

【译注】 川乌有破冷积、消寒痰、搜风祛寒湿的功效，善治风寒湿痹，肢体挛痛。本品味辛苦性热，有大毒，功能祛风湿，温经止痛。治风寒湿痹，心腹冷痛，寒疝疼痛，跌打损伤，麻醉止痛。

【用量】 1.5～3g。

【用法】 水煎服。若作散剂或酒剂，应减为1～2g，入汤剂应先煎0.5～1小时，外用适量。

【注意事项】 孕妇忌用。反半夏、瓜蒌、贝母、白及、白蔹、天花粉。不宜久服，生品只供外用。

【附方】 1. 乌头汤（《金匮要略》） 治历节疼痛。麻黄、芍药、黄芪、甘草各9g，川乌5枚，蜜30g。水煎服。

2. 乌头赤石脂丸（《金匮要略》） 治心痛彻背，背痛彻心。乌头、赤石脂、干姜、附子、蜀椒为丸服。

天雄散寒，为去湿助精阳之药

【译注】 天雄为散寒祛湿，补肾阳，益精气的药物。天雄系乌头之独生者，性味与乌头略同，功能散寒祛湿，并能补肾阳、益精气。治风寒湿痹，男子肾阳素虚，腰膝软弱，精液清冷等症。

【用量】 1～3g。

【用法】 水煎服。

【注意事项】 同川乌。

观夫川椒达下

【译注】 从川椒散寒燥湿的功效来看偏于治疗下焦寒湿的疾患。本品味辛性温，有温中止痛，杀虫止痒的功效。用治中寒腹痛，寒湿吐泻，虫积腹痛及湿疹、阴痒等症。又因能壮阳、暖腰膝、缩小便，故说本品有下达的性能。

【用量】 3～6g。

【用法】 水煎服。外用适量。

【注意事项】 阴虚火旺者忌服。

【配伍】 川椒配干姜、白豆蔻，温中散寒止呕，治脘腹冷痛，呕吐；配苍术、砂仁，温中燥湿，治寒湿困中，腹痛吐泻；配乌梅、使君子，杀虫消积，治蛔虫腹痛；配黄柏，燥湿止痒，治湿疹瘙痒，妇人阴痒。

【附方】 1. 大建中汤（《金匮要略》） 治腹部寒痛，呕吐不能食。蜀椒6g，干姜、党参各9g，饴糖30g。水煎服。

2. 椒梅汤（《增补百病回春》） 治虫积腹痛，四肢冷，面白唇红，舌有点白。川椒、乌梅、枳实、木香、肉桂、厚朴、干姜、川楝子、槟榔、砂仁各等分。水煎服。

【按】 川椒与椒目二药，川椒为成熟的果皮，椒目为花椒的种子，性味功效各异。川椒味辛性热，温中止痛，杀虫止痒，用治中寒腹痛，寒湿吐泻，虫积腹痛，湿疹瘙痒；椒目味苦性寒，利水消肿，降气平喘，治水肿胀满，痰饮喘咳。

干姜暖中

【译注】 干姜善于温散中焦寒邪，是治疗脾胃寒证的要药。鲜姜经阴干后为干姜，味辛性热，能温中散寒、回阳通脉、温肺化饮，治中寒腹痛、呕吐、泄泻、亡阳厥逆、脉微欲绝、寒饮咳喘等症。

【用量】 3～10g。

【用法】 水煎服。

【注意事项】 阴虚内热，血热妄行者忌服。孕妇慎用。

【配伍】 干姜配高良姜，温中散寒，治中寒腹痛，呕吐泄泻；配半夏，散寒降逆，治寒饮呕吐；配黄连，温通降泄，辛开苦降，治寒热互结的胃脘痞痛、嘈杂泛酸，泄泻，痢疾；配厚朴，温中散寒，降逆除满，治寒饮内停的胃脘胀闷及寒饮喘咳、胸脘满闷；配白术，散寒燥湿，治脾虚泄泻；配五味子，温肺化饮，治疗寒饮喘咳。

【附方】 1. 理中汤（《伤寒论》） 治脾胃虚寒，呕吐泄泻，脘腹冷痛，四肢厥冷，自汗，脉虚。人参、干姜、白术、炙甘草各9g。

水煎服。

2. 干姜人参半夏丸（《金匮要略》） 治妊娠，呕吐不止。干姜、人参各30g，半夏60g。为末，以生姜汁，糊为丸，如梧桐子大，饮服10丸，每日3次。

【按】 干姜与附子均为辛热之品，均能温里散寒，回阳。同可用治亡阳欲脱，脉微欲绝。然附子回阳救逆力胜，兼能温中，以治中下焦寒证为主，多用治肾阳不足，命门火衰；干姜温中暖胃力强，且能温肺，以治上中焦寒证为主，多用治肺寒喘咳，中寒腹痛，呕吐泄泻。此外，附子又能散寒止痛，用治寒痹证。

胡芦巴治虚冷之疝气

【译注】 胡芦巴善治肾阳不足，下元虚冷，寒湿凝滞的疝气疼痛。本品味苦性温，能温肾助阳，散寒止痛。用治肾阳不足，寒湿凝滞下焦的寒疝腹痛，腹胁胀痛，足膝冷痛，寒湿脚气，阳痿滑泄，精冷囊湿。寒疝，以阴囊收缩、局部冰冷为主症。

【用量】 3～10g。

【用法】 煎服，或入丸、散。

【注意事项】 阴虚火旺或湿热下注者忌服。

【配伍】 胡芦巴配小茴香，温肾散寒止痛，治虚寒疝痛；配附子，温阳散寒止痛，治阳虚寒湿内盛的小腹及下肢冷痛；配木瓜，补阳除寒湿，治下焦寒湿脚膝肿痛、转筋。

【附方】 1. 胡芦巴丸（《太平惠民和剂局方》） 治寒疝腹痛及小腹走痛。胡芦巴500g，吴茱萸300g，巴戟天、川乌各180g，川楝子560g，小茴香360g。共为细末，酒煮面糊为丸，如梧桐子大，每服15丸，空心温酒吞下。

2. 芦巴酒（《药物与方剂》） 治疝气，月经不调，下腹冷痛。胡芦巴1份，小茴香1份，烧酒6份。每次9g，每日2次。

【按】 胡芦巴与蛇床子均能温肾阳，暖下焦。同可用治肾阳不足，腰痛阳痿等症。然胡芦巴多用于寒湿脚气及寒疝等症；而蛇床子多用于女子宫寒不孕，并可煎汤外洗，有燥湿、杀虫、止痒的功效，用治阴部湿痒、湿疹、湿疮、疥癣。

生卷柏破癥瘕而血通

【译注】 生卷柏破瘀血，通血脉，善治经闭癥瘕。本品味辛性平，生用有破瘀血的功效，用治经闭、癥瘕及跌打损伤等症。

【用量】 5～9g。

【用法】 水煎服。或浸酒，或入丸、散。外用捣敷或研末敷。

【注意事项】 孕妇忌服。

【附方】《本草汇言》治妇人血闭成瘕，寒热往来，子嗣不育者方 卷柏120g，当归、白术、牡丹皮各60g，白芍药30g，川芎15g。分作7剂，水煎服；或炼蜜为丸，每早服12g，白汤送服。

白术消痰壅，温胃，兼止吐泻

【译注】 白术燥湿化痰以消除痰浊壅积，温胃健脾而制止呕吐泄泻。本品味甘苦性温，有益气健脾、燥湿利水、止汗、安胎的功效。用治脾虚水停的痰饮水肿、小便不利，脾气虚证、食少泄泻及气虚自汗，脾虚胎动不安。

【用量】 6～12g。

【用法】 水煎服。燥湿利水宜生用，补气健脾宜炒用，健脾止泻宜炒焦用。

【注意事项】 本品燥湿伤阴，用于中虚有湿之证，如属阴虚内热或津液亏耗燥渴便秘者，均不宜服。

【配伍】 白术配苍术，燥湿健脾，治寒湿痹痛、带下等症；配茯苓，健脾利湿，治脾虚不运，痰饮内停的呕吐泄泻及脾虚水肿；配干姜，温中散寒，健脾化湿，治脾胃虚寒，脘腹胀痛；配黄芩，益气清热安胎，治内有湿热的胎气不安。

【附方】 1. 枳术汤（《金匮要略》） 治心下坚，大如盘，边如旋盘，水饮所作及脾胃虚弱，饮食停滞。枳实7枚，白术60g。水煎服。

2. 白术散（《外台秘要》） 治呕吐酸水，结气筑心。白术、茯苓、厚朴各6g，橘皮、人参各3g，荜茇、吴茱萸各2g，槟榔、大黄各5g。水煎服。

【按】 白术、苍术一类二种，古时通用，《神农本草经》未分，《名医别录》指出有赤、白两种，《本草纲目》列为两条，今已分别应用。二药均能燥湿健脾，白术兼能补气、止汗、安胎；苍术又能祛风湿、散寒邪、明目。苍术燥湿作用较白术为强，且可散邪发汗。故脾弱的虚证多用白术，湿盛的实证多用苍术；止汗安胎用白术，发汗散邪用苍术。

菖蒲开心气，散冷，更治耳聋

【译注】 石菖蒲善开通心气，祛除寒湿，尤其能通窍而治耳聋耳鸣。本品味辛苦性温，有开窍醒神、化湿和胃、宁神益志的功效。用治痰湿蒙闭心窍，神志昏迷；除四时秽浊之气；并治风寒湿痹及健忘，失眠，耳鸣，耳聋。此外，还可用治湿阻中焦，脘腹胀闷等症。

耳聋的原因有肾虚及邪秽阻塞。若为邪秽所闭塞的耳聋不聪，用菖蒲可以聪耳开窍。

【用量】 3～9g。

【用法】 水煎服。

【注意事项】 凡阴亏血虚及精滑多汗者，均不宜服。

【配伍】 石菖蒲配远志，有开心窍、散心郁、强脑醒神的功效，用治湿浊蒙蔽清窍，精神恍惚，健忘等症；配郁金，开窍解郁，清心醒神，治热病痰蒙心窍，神志不清；配厚朴、陈皮，健脾胃，化湿浊，治脾胃呆滞，湿浊不化，腹胀，食欲不振；配石莲子，健脾化湿止痢，治久痢不止；配香附，开胃化湿，行气止痛，治中寒气滞，脘腹胀痛。

【附方】 1. 菖蒲羹（《圣济总录》） 治耳聋耳鸣如风水声。菖蒲60g，猪肾1对，葱白3根，米300g。以水先煮菖蒲，去滓，入猪肾、葱白、米及五味作羹，如常法空腹食。

2.《梅氏验方新编》治痰迷心窍方 石菖蒲、生姜。共捣汁灌下。

【按】 石菖蒲与远志，皆入心开窍。石菖蒲除痰开窍，祛湿开胃，多用治痰浊蒙蔽心窍的神昏，失语，耳鸣耳聋，健忘；远志交通心肾，有安神益智、散郁化痰之功，多用治惊悸失眠，迷惑健忘，寒痰咳嗽等。

丁香快脾胃而止呕吐逆

【译注】 丁香散寒暖脾胃，降逆止呕呃，治胃寒呃逆、呕吐，最为快利。本品味辛性温，功能温中降逆。为治胃寒呃逆、呕吐的要药。此外，又有散寒止痛、温肾助阳的作用，治胃寒脘腹冷痛，肾虚阳痿，宫冷。

【用量】 1~3g。

【用法】 水煎服。

【注意事项】 热证及阴虚内热者忌用，畏郁金。

【配伍】 丁香配吴茱萸，温胃降逆止呕，治胃寒腹痛呕吐；配柿蒂，温胃降逆止呕，治虚寒呃逆；配肉桂、附子，温肾助阳，治男子阳痿。

【附方】 1. 丁香柿蒂汤（《症因脉治》） 治久病体虚，胃中虚寒所致之呃逆、呕吐、脘闷胸痞等症。丁香、柿蒂各6g，党参3g，生姜5片。水煎服。

2. 丁香散（《太平圣惠方》） 治膈气呕逆，不能下食，脾胃气弱，四肢乏力。丁香、枇杷叶各6g，青皮、茯苓、人参、桂心、半夏各12g，姜6g、枣9g。水煎服。

【按】 丁香有公丁香、母丁香之分。母丁香为丁香的成熟果实，性味功效与公丁香大致相同。但公丁香药效迅速，药力较强；母丁香药效持久，药力较弱。

良姜止心气痛之攻冲

【译注】 高良姜善治寒气攻冲，心胸脘腹冷痛。本品味辛性热，有散寒止痛、温中止呕的功效。治胃寒冷痛及胃寒呕吐。

【用量】 3~6g。研末服，每次3g。

【用法】 水煎服。

【注意事项】 阴虚有热者忌服。

【配伍】 高良姜配干姜，温中散寒止痛，治胃寒脘腹冷痛；配荜茇，温中行气止痛，治胃寒呕吐、脘腹疼痛；配香附，温胃理气止痛，治脘腹冷痛；配大枣，健脾温中止呕，治胃寒呕逆。

【附方】 1. 良附丸（《良方集腋》） 治胃脘寒痛，屡发屡止。高良姜、香附等分研末，米汤和丸服。

2. 调中汤（《产育宝庆集》） 治产后肠胃虚怯，腹痛阵作，或如锥刀所刺，洞泄肠鸣。良姜、当归、桂心、芍药、附子、川芎各10g，甘草5g。水煎服。

【按】 高良姜与干姜均为辛热之品，皆有温中散寒止痛的功效，然高良姜偏治胃寒，善治脘腹冷痛、噫气呕逆，而干姜偏治脾寒，善治腹痛泄泻。

肉苁蓉填精益肾

【译注】 肉苁蓉温助肾阳，补益精血。本品味甘咸性温，补而不峻，暖而不燥，从容和缓，还有润肠通便的功效。治肾阳不足、精血亏虚的阳痿早泄，宫冷不孕，腰膝软弱、痿软无力及肠燥津枯便秘。

【用量】 10~15g。

【用法】 水煎服。

【注意事项】 实热积滞，大便秘结者忌用。

【配伍】 肉苁蓉配当归，补益精血，润肠通便，治老人肾阳不足、精血亏虚之肠燥便秘；配锁阳，补肾阳，益精血，润肠燥，治肾虚阳痿、腰膝冷痛，或精血不足，大便秘结；配山茱萸，补肾阳，固精气，治肾阳虚，阳痿，宫冷，腰膝无力；配杜仲、菟丝子，壮阳益精，治肾虚腰痛、阳痿等症。

【附方】 1. 肉苁蓉丸（《医心方》） 治男子五劳七伤，阳痿不起，积有十年，痒湿，小便淋沥，溺时赤时黄。肉苁蓉、菟丝子、蛇床子、五味子、远志、续断、杜仲各等分，为丸服。

2. 治肾虚白浊（《圣济总录》） 肉苁蓉、鹿茸、山药、白茯苓等分。为末，米糊丸梧子大。枣汤每下30丸。

【按】 肉苁蓉与锁阳均能补肾助阳，润肠通便。二药常相须或互相代用，但肉苁蓉补力和缓，温而不热，补而不峻，故曰"从容"；锁阳性较温燥，助阳力强，润肠作用不及苁蓉。

石硫黄暖胃驱虫

【译注】 石硫黄补火温暖胃肠，驱虫杀虫止痒。本品味酸性温，有毒。内服能补火助阳通便，外用可解毒杀虫止痒。用于阳痿，虚

喘冷哮，虚寒便秘或老人火衰便秘。外用治疥癣，秃疮，湿疹，阴疽疮疡。

【用量】 外用适量。入丸散服1.5～3g。

【用法】 研末撒敷或香油调涂。

【注意事项】 孕妇忌用。畏朴硝。

【配伍】 石硫黄配冰片，杀虫止痒止痛，用治疥疮顽癣；配荔枝核，温阳散寒，行滞止痛，用治阳虚寒盛的小腹冷痛及寒湿凝滞的疝气腹痛、阴囊湿冷；配半夏，补火助阳，降浊通便，治老年阳衰，浊阴不降的便秘；配蛇床子、明矾，杀虫止痒，治阴蚀瘙痒；配鹿茸、补骨脂，补火助阳，治火衰阳痿、小便频数。

【附方】 1. 半硫丸（《太平惠民和剂局方》） 治老年人虚性便秘。半夏、石硫黄。制丸剂服。

2. 臭灵丹（《医宗金鉴》） 治湿疥，经久不愈者。硫黄、油核桃、生猪脂油各30g，水银3g。捣膏搽患处。

【按】 硫黄与雄黄均为以毒攻毒的解毒杀虫药。常外用于疥癣恶疮等证，二者比较，以雄黄解毒疗疮功效最强，主治痈疽恶疮；硫黄则止痒杀虫效佳，多用治疥癣及皮肤瘙痒。此外，雄黄内服可疗虫积腹痛、疟疾、痢疾及痰涎壅盛之证；硫黄内服治肾阳衰微，下元虚冷之痰喘、阳痿、虚冷便秘，有温助肾阳之效。二者均有毒，内服宜慎。

胡椒主去痰而除冷

【译注】 胡椒去痰消痰，又能温中散寒。本品味辛性热，功能温中止痛、下气消痰。治胃寒腹痛，呕吐泄泻及痰气郁滞，蒙蔽清窍之癫痫痰多。

【用量】 2～4g。研末服0.6～1.5g。

【用法】 水煎服。外用适量。

【注意事项】 阴虚有火者忌服。

【配伍】 胡椒配生姜，温胃止呕，治胃寒呕逆；配高良姜、荜茇，温中散寒，治胃寒呕吐，腹痛泄泻；配吴茱萸、白术，温脾止泻，治脾胃虚寒泄泻。

【附方】 胡椒理中丸（《圣济总录》） 治三焦咳，肺胃虚寒，咳逆呕吐，腹胁胀满，不能饮食。胡椒、荜茇、款冬花、甘草、干姜、陈橘皮各60g，白术75g，细辛、高良姜各60g。共为末，炼蜜为丸，如梧子大，每服15丸，温水下。

秦椒主攻痛而去风

【译注】 秦椒即花椒，主以散寒止痛，又能祛风杀虫止痒。本品味辛性温，有毒，功能温中止痛、杀虫止痒。用治中寒腹痛，寒湿吐泻，虫积腹痛及湿疹瘙痒，妇人阴痒等症。

【用量】 3~6g。外用适量。

【用法】 水煎服。

【注意事项】 阴虚火旺者忌服。

【配伍】 秦椒配肉豆蔻，温中散寒止痛，治脾胃虚寒，腹痛久泻；配乌梅，杀虫止痛，治虫积腹痛或吐蛔；配苦参、地肤子、白矾，燥湿杀虫止痒，治皮肤湿疹瘙痒。

【附方】 1. 蜀椒汤（《备急千金要方》） 治产后心痛，此大寒冷所为。蜀椒6g，当归、半夏、甘草、人参、茯苓各60g，芍药、桂心各30g。蜜1升，生姜汁5合。水煎服。

2. 椒梅汤（《增补百病回春》） 治虫积腹痛，四肢冷，面白唇红。川椒、乌梅、枳实、木香、肉桂、厚朴、干姜、川楝子、槟榔、砂仁各等分。水煎服。

【按】 椒目为花椒的种子，但性味功用与花椒不同。花椒味辛性温，温中止痛，杀虫止痒，多用治脘腹冷痛，虫积腹痛，湿疹瘙痒；椒目味苦性寒，功能利水消肿，降气平喘，多用于水肿胀满，痰饮喘咳。

吴茱萸疗心腹之冷气

【译注】 吴茱萸善于治疗肝经受寒、冷气攻冲所致的心腹诸痛，疝气冷痛。本品味辛苦性热，有小毒。功能散寒止痛，降逆止呕，助阳止泻。用治寒凝疼痛，胃寒呕吐，虚寒泄泻。

【用量】 1.5~4.5g。外用适量。

【用法】 水煎服。

【注意事项】 本品辛热燥烈，易耗气动火，故不宜多用、久服。

【配伍】 吴茱萸配生姜，温胃散寒止呕，治胃寒呕吐；配干姜，温中散寒止痛，治胃寒腹痛、呕吐、嘈杂吞酸；配苦楝子，疏肝行气止痛，治寒热郁结、肝胃不和的疼痛、疝气；配补骨脂、肉豆蔻、五味子，温脾益肾，助阳止泻，治脾肾阳虚、五更泄泻；配木瓜、槟榔，温散下焦寒湿，舒筋止痛，治寒湿脚气肿痛。

【附方】 吴茱萸汤（《伤寒论》） 治肝胃虚寒，浊阴上逆所致胃痛或巅顶头痛，痛时欲呕，或干呕，吐涎沫。吴茱萸9g，党参12g，生姜18g，大枣4枚。水煎服。

【按】 吴茱萸与干姜均有温中散寒，助阳的功效。然吴茱萸主入肝经，善疏肝下气，故可用于厥阴头痛、胃痛、寒疝作痛、少腹冷痛以及呕吐吞酸等症；干姜主入脾经，为温中的主药，最适宜于脘腹冷痛吐泻，兼可温肺化痰，又治寒痰喘咳。吴茱萸助阳，多用于五更泄泻；干姜助阳，可用于回阳救逆。

灵砂定心脏之怔忡

【译注】 灵砂即朱砂，主含硫化汞。能镇心清心、安定心神，善治心神不宁、心悸怔忡。本品味甘性微寒，有毒，主入心经，有清心镇静安神、解毒的功效。用治心神不宁，心悸、怔忡、惊风、癫痫，尤宜于心火亢盛、内扰神明者；又可治疮疡肿毒，咽喉肿痛，口舌生疮等症。

【用量】 内服，只宜入丸散服，每次0.1～0.5g。外用适量。

【用法】 入丸散或研末冲服。

【注意事项】 本品有毒，内服不可过量或持续服用，以防汞中毒；忌火煅，火煅则析出水银，有剧毒。

【配伍】 朱砂配黄连，清心安神，治心火亢盛之心神不宁、烦躁失眠；配雄黄，解毒杀虫、防腐，治疮疡肿毒、咽喉肿痛；配琥珀，镇惊安神，治心惊、失眠。

【附方】 1. 朱砂安神丸（《兰室秘藏》） 治心火亢盛，灼伤阴血而成心神不安，怔忡失眠。黄连6g，朱砂3g，生地黄、当归、炙甘草各1.5g。为丸服。

2. 磁朱丸（《备急千金要方》） 治两目昏花，视物模糊，心悸失眠，耳鸣耳聋，亦治癫痫。磁石60g，朱砂30g，神曲120g。为丸服，每用6g，日服2次。

【按】朱砂以色鲜红、有光泽、体重、质脆者为佳。色红明亮，触之不染手者，习称"朱宝砂"；呈不规则板片状、斜方形或长条形，大小厚薄不一，边缘不整齐，色红而鲜艳，光亮如镜面而微透明，质较松脆者，习称"镜面砂"；块状较大，方圆形或多角形，颜色发暗或呈灰褐色，质重而坚，不易碎者，习称"豆瓣砂"。

盖夫散肾冷、助脾胃，须荜澄茄

【译注】如散肾中虚冷，温助脾胃必选荜澄茄。本品味辛性温。有温中散寒，行气止痛的功效。用治胃寒腹痛，呕吐，呃逆，寒疝腹痛及下焦虚寒的小便不利或寒湿郁滞的小便混浊。

【用量】1.5 ~ 3g。

【用法】水煎服。

【配伍】配高良姜、厚朴，温中散寒止痛，治胃寒腹痛，呕吐；配吴茱萸，温肾散寒，治寒疝腹痛；配萆薢、乌药，治下焦虚寒，小便不利及寒湿郁滞小便混浊。

【附方】荜澄茄丸（《宣明论方》）治中焦痞塞，气逆上攻，心腹痛。荜澄茄15g，良姜60g，神曲、青皮、官桂各30g，阿魏15g。共为末，醋、面糊为丸，如梧桐子大，每服20丸，生姜汤下，不计时服。

【按】荜澄茄与荜茇均能温中散寒，治中焦虚寒证。荜茇温热力较强，善散中焦沉寒，适用于胃肠虚寒之腹痛呕吐；荜澄茄辛温，辛散力较强，温中下气，暖脾胃而行滞气，又可温肾与膀胱，除用治胃寒呕吐呃逆外，还可用治寒疝腹痛，以及寒证小便不利、小便浑浊之症。

疗心痛、破积聚，用蓬莪术

【译注】治疗心腹瘀滞疼痛，破除癥瘕积聚宜选用蓬莪术。本品味辛苦性温，有破血行气、消积止痛的功效。用治气滞血瘀所致癥瘕积聚，经闭，心腹瘀痛及食积脘腹胀痛等症。

【用量】3 ~ 15g。

【用法】水煎服。

【注意事项】 孕妇及月经过多者忌用。

【配伍】 莪术配木香，行气消积止痛，治食积不消的痞满胀痛；配当归、红花，活血调经，治妇科经闭、痛经；配三棱，破血逐瘀，行气止痛，治气滞血瘀的癥瘕积聚。

【附方】 蓬莪术散（《太平圣惠方》） 治久积癖气不散，胁下如覆杯，多吐酸水，面目萎黄，或腹中疼痛。蓬莪术、肉桂、枳壳、三棱、大黄、当归、槟榔、木香各10g，柴胡15g，干姜、芍药各6g，鳖甲25g，姜6g。水煎服。

【按】 莪术与三棱均能破血行气，消积止痛，可同治癥瘕积聚，经闭痛经，食积腹痛。然三棱偏于破血，莪术偏于破气。

缩砂止吐泻安胎、化酒食之剂

【译注】 缩砂即砂仁，为止吐、止泻、安胎、化湿、醒酒消食的药物。本品味辛性温，功能化湿行气、温中止呕、止泻、安胎。用治湿阻中焦及脾胃气滞，脾胃虚寒吐泻，气滞妊娠恶阻及胎动不安，并能帮助消化酒食。

【用量】 3~6g。

【用法】 水煎服。宜后下。

【注意事项】 阴虚有热者慎用。

【配伍】 砂仁配厚朴，行气消满，治气滞或湿郁的腹痛胀满；配草果，祛寒湿开胃，治寒湿停滞的腹胀、呕吐、不食；配桑寄生，安胎，治胎动不安的腰坠痛、腹胀满；配干姜，温中止泻，治虚寒泄泻；配白术、苏梗，顺气安胎，治气滞胎动不安、妊娠恶阻。

【附方】 1. 香砂六君子汤（《太平惠民和剂局方》） 治脾胃不和及痰饮。砂仁5g，木香、半夏、白术、茯苓、陈皮各9g，人参6g，甘草3g。水煎服。

2. 消食丸（《婴童百问》） 治小儿宿食不消。砂仁、陈皮、三棱、莪术、神曲、麦芽各15g，香附30g。为末，面糊为丸，绿豆大。紫苏汤下。

【按】 砂仁壳为砂仁的果壳。性味功效与砂仁相似，而温性略减，药力薄弱，适用于脾胃气滞，脘腹胀痛，呕恶食少等症。因其燥性小，故肝旺胃弱者用之合宜。砂仁花善降肺气，治疗喘咳尤良。

附子疗虚寒反胃、壮元阳之方

【译注】 附子药性大热，纯阳燥烈，善治虚寒证、寒性反胃，又能补命火，壮元阳。本品味辛甘性大热，有毒。有回阳救逆，补火助阳，散寒止痛的功效。为"回阳救逆第一品药"，用治亡阳证，虚寒性的反胃、腹痛、泄泻，以及阳虚证如肾阳不足，命门火衰。此外，还可用治寒痹证。

【用量】 3~15g。

【用法】 水煎服。宜先煎0.5~1小时，至口尝无麻辣感为度。

【注意事项】 本品辛热燥烈，凡阴虚阳亢及孕妇忌用。反半夏、瓜蒌、贝母、白蔹、白及。因有毒，内服须经炮制。若内服过量，或炮制、煎煮方法不当，可引起中毒。

【配伍】 附子配干姜，回阳救逆，治久病体虚，阳气衰微，阴寒内盛，或大汗、大吐、大泻所致亡阳证；配人参，益气固脱，治久病气虚欲脱，或出血过多，气随血脱者；配肉桂，补火助阳，治肾阳不足、命门火衰之阳痿宫冷；配麻黄、细辛，助阳解表，治阳虚外感；配桂枝、白术，散寒止痛，治寒湿痹痛。

【附方】 1. 四逆汤（《伤寒论》） 治吐利汗出，发热恶寒，四肢拘急，手足厥冷者。甘草6g，干姜5g，附子3g。水煎服。

2. 甘草附子汤（《伤寒论》） 治风湿相搏，骨节疼烦掣痛，不得屈伸，近之则痛剧，汗出短气，小便不利，恶风不欲去衣，或身微肿者。甘草6g，附子9g，白术6g，桂枝12g。水煎服。

【按】 附子所含乌头碱有毒。中毒时可见心率变慢、传导阻滞、室性期前收缩或室性心动过速、室性纤维颤动，严重时出现抽搐、昏迷乃至死亡。

白豆蔻治冷泻，疗痛止痛于乳香

【译注】 白豆蔻又名豆蔻，善于治疗寒湿中阻的冷泻；若消散痛肿、制止瘀滞诸痛，选乳香最为适宜。

白豆蔻味辛性温，化湿行气，温中止呕，治湿阻中焦及脾胃气滞，脘腹胀满，反胃呕吐，泄泻等症。

乳香味辛性温，气香而窜，活血行气止痛，消肿生肌，治疗跌打损伤，疮疡痈肿，气滞血瘀痛证，内服外用均宜，并为外伤科要药。

【用量】 白豆蔻，3~6g。乳香，3~10g。

【用法】 白豆蔻，入散剂为好，入汤剂宜后下。

乳香，宜炒去油用；外用适量，生用或炒用，研末外敷。

【注意事项】 乳香，孕妇及无瘀滞者忌用；本品苦浊，易致恶心呕吐，故内服不宜多用；胃弱者慎用。

【配伍】 白豆蔻配砂仁，理气化湿温中，治气滞湿阻、胸闷腹满、呕吐泄泻；配厚朴，理气和胃化湿，治脾胃气滞、寒湿胀满；配藿香，温中行气化湿，治气滞湿停或寒湿内停的呕吐、胃脘满闷；配杏仁、薏苡仁，宣化湿浊，治湿温初起、胸闷不饥。

乳香配没药，活血行气、止痛生肌，治疮疡气血凝滞的肿痛；配地龙，活血止痛通络，治跌打损伤，筋骨疼痛或痹证关节筋骨疼痛；配牛膝，消瘀血，止疼痛，治闪挫气血瘀滞的胁肋痛。

【附方】 1. 白豆蔻汤（《沈氏尊生书》） 治反胃呕吐。白豆蔻、藿香、陈皮、半夏、生姜。水煎服。

2. 白豆蔻散（《赤水玄珠》） 治胃口寒作吐及作痛者。白豆蔻仁9g。为末，酒送下。

3. 乳香定痛散（《外科发挥》） 治疮疡疼痛不可忍。乳香、没药各6g，寒水石、滑石各12g，冰片0.3g。为细末，搽患处。

红豆蔻止吐酸，消血杀虫于干漆

【译注】 红豆蔻善止呕吐泛酸；消除瘀血、杀虫宜选用干漆。

红豆蔻为高良姜的果实，味辛性温；功能温中散寒，行气止痛，解酒毒，消食；治脘腹冷痛，呕吐酸水或饮酒过度所致呕吐，泄泻，不欲饮食等症。

干漆味辛苦性温，有毒，能破血消癥、杀虫消积；用于瘀血阻滞的经闭，癥瘕，虫积腹痛等症。

【用量】 红豆蔻，3~6g。干漆，2.5~4.5g。

【用法】 红豆蔻，水煎服；外用：研末搐鼻或调搽。

干漆，入丸散服。

【注意事项】 红豆蔻，阴虚有热者忌服。

干漆，孕妇及体虚无瘀者忌服。

【配伍】 红豆蔻配荜茇，温中散寒止痛，治脘腹冷痛；配麝香，通窍止痛，治风寒牙痛。

干漆配生地黄，祛瘀消癥，治经闭、癥瘕；配三棱、莪术，破血消癥，治癥瘕积聚；配槟榔，杀虫消积，治虫积腹痛。

【附方】 1. 红豆蔻丸（《太平圣惠方》） 治腹痛体冷，呕沫，不欲食。红豆蔻、荜茇、桂心、白术、当归、人参各15g，陈皮1.5g，川椒1.5g，附子30g，白豆蔻1.5g，干姜15g。为丸服。

2. 干漆散（《圣济总录》） 治胞衣不出，及恶血不行。干漆、当归各30g。共为细末，每服6g，用荆芥酒调下，以下为度。

岂知鹿茸生精血，腰脊崩漏之均补

【译注】 应知道鹿茸能补肾阳，生精血，对肾虚精亏的腰脊酸痛、筋骨痿软、崩中漏下均可治疗。本品为血肉有情之物，味甘咸性温，能补肾阳，益精血，强筋骨，调冲任。用治肾阳不足，精血亏虚的阳痿早泄、宫寒不孕，精血亏虚的筋骨痿软、小儿五迟，妇女冲任虚寒，崩漏带下等症。此外，有托疮毒的功效，治疮疡久溃不敛，脓出清稀及阴疽内陷不起者。

【用量】 1~2g。

【用法】 研末服，或入丸散服。

【注意事项】 服用本品宜从小量开始，缓缓增加，不宜骤用大量，以免阳升风动，头晕目眩，或助火动血，而致鼻衄。凡阴虚阳亢，血分有热，胃火炽盛或肺有痰热，以及外感热病者，均应忌服。

【配伍】 鹿茸配熟地黄，补肝肾，益精血，治肝肾不足，精血亏虚诸症；配阿胶，温补肝肾，固精止崩，治肝肾不足，冲任不固之月经过多、崩漏带下等；配人参，大补气血，益精填髓，治心肾两亏、气血不足等证。

【附方】 1. 茸附汤（《世医得效方》） 治精血俱虚，营卫耗损，潮热自汗，怔忡惊悸，肢体倦乏，一切虚弱之证。鹿茸、附子各30g。共为细末，分作4剂，水煎服。

2. 鹿茸丸（《济生方》） 治肾阳虚，喘嗽，下肢痿弱等症。鹿茸、牛膝、五倍子、川楝子、山药、肉桂、杜仲、泽泻、沉香共研末，炼蜜为丸服。

【按】 鹿角胶为鹿角经水煎熬浓缩而成的固体胶；功能温补肝肾，益精养血，并有止血作用；补力胜于鹿角，但不及鹿茸。鹿角霜为鹿角去胶质的角块；功能益肾助阳，补力虽小，但不滋腻，兼有收敛止血的作用。

虎骨壮筋骨，寒湿毒风之并祛

【译注】 虎骨强筋壮骨，对寒湿毒风所致病证均可祛除。本品味辛性微温，功能强筋健骨，祛风定痛。治腰膝无力，风湿痹痛，筋骨毒风，挛急，屈伸不得，走注疼痛等症。

【用量】 5～10g。

【用法】 入药当用油炸，宜酒浸或研末为丸散服。

【注意事项】 血虚火盛者不宜服。

【配伍】 虎骨配附子，强筋健骨，散寒止痛，治风湿痹证、关节筋骨疼痛；配牛膝，补肝肾，强筋骨，治肝肾不足的腰膝酸痛、筋骨痿软；配木瓜、川乌，祛风湿，强筋骨，治风湿痹痛、筋骨痿软；配龙骨、远志，镇惊宁神，治惊悸健忘。

【附方】 虎潜丸（《丹溪心法》） 治肾虚骨软，腰膝疼痛。黄柏240g，陈皮60g，龟甲120g，干姜15g，知母、熟地黄、白芍药各60g，锁阳45g，虎骨30g。糊丸或蜜丸，每服9g。

【按】 虎骨分头骨、颈骨、身骨、四肢骨等，其中以肢骨及头骨为最好，而四肢骨中以胫骨入药为最优。头骨偏治惊痫风疟头风；胫骨偏治手足风；脊骨偏治腰脊风。虎骨现为国家禁用药物，临床多用狗骨代替。

檀香定霍乱，而心气之痛愈

【译注】 檀香行气散寒调中以定霍乱，又治心腹寒凝气滞诸痛。味辛性温，有行气止痛、散寒调中的功效。治疗胸腹寒凝气滞，心腹气痛及上吐下泻的急性肠胃病。

霍乱：即挥霍缭乱之意，用来形容起病急骤的上吐下泻症。因此，霍乱这一病名，应该包括急性肠胃炎在内，不一定专指现代所称的真性霍乱。

【用量】2～5g，入丸散剂1～3g。

【用法】水煎服，宜后下；或入丸、散。

【注意事项】阴虚火旺、血热吐衄者慎用。

【配伍】檀香配丹参，理气活血止痛，治胸痹绞痛；配干姜，散寒止痛，治心腹冷痛；配丁香、石菖蒲，温胃止呕，治胃寒呕吐。

【附方】丹参饮（《医学金针》）治心腹诸痛，属半虚半实者。丹参30g，檀香、砂仁各5g。水煎服。

鹿角秘精髓，而腰脊之痛除

【译注】鹿角温肾固精，可除腰脊冷痛。本品味咸性温，功能补肾助阳、强筋健骨，治腰脊冷痛，阳痿遗精；又能活血散瘀消肿，用治虚寒性的产后瘀血腹痛、腰痛、胞衣不下。

【用量】5～15g。

【用法】煎服，或入丸、散。

【注意事项】阴虚阳亢者忌服。

【附方】鹿角丸（《济生方》）治骨虚极，面肿垢黑，脊痛不能久立，气衰发落齿槁，腰脊痛，甚则喜唾。鹿角60g，川牛膝45g。共为细末，炼蜜为丸，如梧桐子大。每服70丸，空心盐汤送下。

【按】鹿角分砍角和退角两种，砍角一般在冬季或春季将角连脑骨砍下，或自基部锯下，风干。退角多在春季自然脱落，以春末拾取新脱落的角为佳。

消肿益血于米醋

【译注】米醋又名苦酒，消痈肿、通血脉宜使用。本品味酸微苦性温，功能散瘀消肿解毒，外用消肿。产妇房中常以火炭沃醋，可免血晕，即古人所谓"益血"的意思。

【用量】不限。

【用法】冲服或熏蒸。

【附方】苦酒汤（《伤寒论》）治少阴病呕而咽中伤，生疮不能语，声不出者。苦酒、半夏、鸡子白。水煎服。

下气散寒于紫苏

【译注】 下气宽中，疏散风寒宜用紫苏。本品味辛性温，其气芳香，功能解表散寒、行气宽中。治风寒感冒，脾胃气滞，胸闷呕吐等症。此外，又能解鱼蟹毒，用治进食鱼蟹中毒而致腹痛吐泻。

【用量】 5～9g。

【用法】 水煎服。不宜久煎。

【注意事项】 温病及气弱表虚者忌服。

【配伍】 紫苏配藿香，解表理气，温中化湿，治外感风寒夹湿，对伴有腹痛、吐泻者尤良；配桔梗，解表宣肺化痰，治感冒鼻塞，咳嗽痰多；配砂仁，理气安胎，治气机不畅的胸腹满闷，胎动不安；配黄连，清热止呕，理气安胎，治妊娠呕吐，心烦不安；配生姜，理气宽中解毒，治因食鱼蟹引起的腹痛、吐泻。

【附方】 1. 香苏散（《太平惠民和剂局方》） 治外感风寒，内有气滞。香附、苏叶各120g，陈皮60g，甘草30g。共为粗末，每服9g，水煎服。

2. 紫苏饮（《普济本事方》） 治子悬胎气不和，胀满疼痛，兼治临产惊恐，气结连日不下。紫苏茎叶30g，大腹子、人参、川芎、陈皮、白芍药各15g，当归9g，炙甘草3g。水煎服。

【按】 紫苏又有苏叶、苏梗、苏子之分。苏叶偏于宣散，用治风寒表证；苏梗偏于宣通，发散风寒作用逊于苏叶，功能理气宽中、顺气安胎，治气郁食滞，胸膈痞闷，脘腹疼痛，胎动不安；苏子偏于下气，功能降气消痰、止咳平喘，又能润肠通便，治痰壅气逆，咳嗽气喘，肠燥便秘。

扁豆助脾，则酒有行药破结之用

【译注】 扁豆又名白扁豆，能补脾助运；酒有助药力，行气血，破结滞的作用。

白扁豆味甘性微温，功能补脾和中，化湿。治脾气虚证及暑湿吐泻，食少便溏或泄泻及湿浊下注，白带过多。

酒味苦甘辛性热，能和脾胃、通经络、散结滞、利气血，为引导药，可引药达表及上行。

【用量】 白扁豆，10～15g。酒，随用定量。

【用法】 白扁豆水煎服，健脾止泻宜炒用，消暑解毒宜生用。酒宜兑服。

【附方】 白扁豆散（《普济本事方》） 治久嗽咯血而致肺痿，吐白涎，胸膈满闷，食少。白扁豆、生姜各15g，枇杷叶、半夏、人参、白术各3g，白茅根2g。共为粗末，水煎去渣，调槟榔末3g，分4次服。

麝香开窍，则葱为通中发汗之需

【译注】 麝香能芳香开窍，苏醒神志；葱又为温通阳气，发汗透邪所必用。

麝香味辛性温，芳香走窜，为醒神回苏之要药。功能开窍醒神，治闭证神昏，小儿惊厥，中风痰迷，以及秽浊闭塞清窍，病势危急之症。此外，又能活血通经，消肿止痛，催生下胎，用治疮疡肿毒，瘰疬痰核，咽喉肿痛，血瘀经闭，癥瘕痹痛及难产，死胎，胞衣不下。

葱味辛性温，功能发汗解表、散寒通阳，治风寒感冒及阴盛格阳，下利脉微，阴寒腹痛。

【用量】 麝香，0.03～0.1g；外用适量。葱白，3～10g；外用适量。

【用法】 麝香，入丸、散，不入煎剂。葱白，水煎服。

【注意事项】 麝香，孕妇忌服。

【配伍】 麝香配牛黄，开窍豁痰，治温病热入心包或痰火上蒙，神昏谵语，癫狂等症；配血竭，散瘀止痛，治跌打损伤、骨折、创伤等瘀肿疼痛；配雄黄、珍珠，解毒消痈、敛疮止痛，治痈疽肿毒；配木香、桃仁，理气活血止痛，治厥心痛。

【附方】 1. 至宝丹（《太平惠民和剂局方》） 治热性病神昏谵语，中风昏倒及小儿惊痫等。犀角（水牛角代）、玳瑁、琥珀、朱砂、雄黄各30g，龙脑、麝香各0.3g，牛黄15g，安息香45g。研末为丸，如梧桐子大，用人参汤化下3～5丸。近代用法：每丸重3g，每服1丸，研碎开水和服，小儿半丸。

2. 七厘散（《良方集腋》） 治跌仆损伤，闪腰岔气，骨折筋伤，创伤出血等所致的瘀滞作痛。血竭30g，儿茶6g，朱砂3.1g，红花、乳香、没药各3g，麝香、冰片各0.5g。为末，每服0.21g，黄酒或开水送服；外用白酒调敷患处。

3. 葱豉汤（《肘后方》） 治外感风寒轻证。葱白5根，淡豆豉10g。水煎服。

4. 白通汤（《伤寒论》） 治少阴病，阴盛于下，格阳于上，症见下利、四肢厥逆、面赤、脉微。葱白4根，干姜30g，生附子3g。水煎服。

【按】 麝香与牛黄，均能开窍醒神，同可用于热病神昏及中风痰迷等，常相须为用。麝香芳香走窜，不但热闭常用，寒闭也常用，为开窍醒神之要药；牛黄偏于清心豁痰定惊，只宜用于热闭，适用于痰热壅盛之昏迷及惊狂癫痫。两药又可用治热毒疮肿，麝香活血消肿止痛，还可治瘀肿疼痛、经闭癥瘕等；牛黄清热解毒，对热毒壅盛之一切痈肿疮毒均可选用。

尝观五灵脂治崩漏，理血气之刺痛

【译注】 曾经看到五灵脂治疗崩漏下血及气滞血瘀的刺痛。本品为复齿鼯鼠的粪便，味苦咸甘性温，主入肝经。为治疗瘀血诸痛之要药。有活血止痛、化瘀止血的功效，用治瘀血阻滞诸痛证及妇女血瘀崩漏出血等证。此外，外用有解毒消肿止痛作用。

【用量】 3~10g。外用适量。

【用法】 水煎服，包煎，或入丸、散服。

【注意事项】 血虚无瘀及孕妇慎用。不宜与人参同用。

【配伍】 五灵脂配蒲黄，活血止痛，治瘀血阻滞诸痛；配川芎、丹参，活血化瘀止痛，治胸痹刺痛；配当归、益母草，活血调经，治经闭、痛经；配乳香、没药，活血疗伤，治骨折肿痛；配三七、生地黄，活血止血，治妇女血瘀崩漏。

【附方】 失笑散（《太平惠民和剂局方》） 治瘀血内阻，月经不调，小腹急痛，恶露不行。五灵脂、蒲黄各等分。为散服，每服6g。

麒麟竭止血出，疗金疮之伤折

【译注】 麒麟竭又名血竭，能祛瘀止血，治疗金疮出血，伤折

肿痛。本品味甘咸性平，专入血分，为伤科要药。功能活血定痛，化瘀止血，敛疮生肌。治跌打损伤、瘀滞心腹疼痛及外伤出血，疮疡不敛。

金疮，指刀刃所造成的创伤。

【用量】 1～2g。外用适量。

【用法】 多入丸散服，研末服。外用，研末撒敷。

【注意事项】 无瘀血者不宜服。

【配伍】 血竭配乳香、没药，活血疗伤，治跌打损伤、溃疡不敛；配瓜蒌、薤白，活血宽胸，治瘀血心痛；配乳香、象皮，治溃疡不敛。

【附方】 1. 七厘散（见麝香条）

2. 血竭散（《杂病源流犀烛》） 治皮骨破折。血竭120g，大黄36g，自然铜6g。为末，姜汁调涂。

3. 第一金疮药（《医学心悟》） 治一切外伤，外敷止痛止血。血竭、松香、黄蜡、面粉、樟脑、乳香、没药、麝香、冰片、儿茶、雄猪油，共制成膏用。

麋茸壮阳以助肾

【译注】 麋茸有温壮肾阳，助肾益精的作用。本品味甘性温，与鹿茸性效大致相同，都有益肾壮阳补精的功效，可以治疗由肾阳虚衰所致的阳痿精漏及腰膝筋骨酸痛等症。

【用量】 0.5～4.5g。

当归补虚而养血

【译注】 当归补营血之亏虚，有养血活血之功，为补血要药。本品味甘性温，辛香而善于走散，功能补血调经，又能活血止痛，为妇科要药。凡妇女月经不调，血虚经闭，以及胎产诸证，皆可应用。又用于血虚肠燥便秘，能滑肠通便，有补血润燥的功效。

【用量】 5～15g。

【用法】 水煎服。一般生用，酒炒活血。补血用当归身，活血用当归尾，和血用全当归。

【注意事项】 脾虚及大便滑泻者忌用。

【配伍】 当归配白芍，养血行血，治血虚血瘀诸痛及月经不调等症；配肉苁蓉，润肠通便，治肠燥便秘；配熟地黄，补血，治心肝血虚，面色萎黄，眩晕心悸；配乳香、没药，活血疗伤，治跌打损伤；配金银花、连翘，消肿止痛，治痈疽疮疡。

【附方】 1. 四物汤（《太平惠民和剂局方》） 治血虚，月经不调。熟地黄、当归、白芍、川芎各等分。水煎服。

2. 当归补血汤（《内外伤辨惑论》） 治劳倦内伤，血虚发热及妇人经行、产后血虚发热，头痛，或疮疡溃后，久不愈合者。黄芪30g，当归6g。水煎服。

乌贼骨止带下，且除崩漏目翳

【译注】 乌贼骨又名海螵蛸，性主收涩，能止赤白带下，而且善治崩漏下血、目生翳膜。本品味咸涩性微温，功能固精止带、收敛止血、制酸止痛。治疗赤白带下，遗精遗尿，崩漏下血，吐血便血，胃痛吐酸。又可消除目翳障膜。外用又有收湿敛疮的功效，用治湿疮、湿疹、溃疡不敛。

目翳是目内生有障翳，用乌贼骨取其咸以软坚，而消除翳膜。现代用乌贼骨治疗沙眼效果甚好。

【用量】 6~12g。外用适量。

【用法】 水煎服或外敷。

【配伍】 乌贼骨配白芷，止血止带，治妇女赤白带下；配贯众炭，收涩止血止带，治赤白带下；配贝母，制酸止痛，清热散结，治胃痛吐酸；配黄柏，解毒敛疮，治湿疮溃疡；配白及，收敛止血，治吐血便血。

【附方】 1.《实用中药学》方 治胃痛吞酸。乌贼骨、浙贝母共研末服。

2.《食疗本草》治目中一切浮翳方 乌贼鱼骨，细研和蜜点之。

3. 四乌贼骨一藘茹丸（《素问》） 乌贼骨、藘茹（茜草）研末，雀卵为丸，鲍鱼汁送服。

【按】 乌贼骨与桑螵蛸均为收敛固涩之品，均能固精止遗。乌贼骨收敛止带，制酸止痛，外用又能收湿敛疮；桑螵蛸补肾助阳，偏于补肾固精缩小便，又可用治肾虚阳痿。

鹿角胶住血崩，能补虚羸劳绝

【译注】 鹿角胶善治肾阳不足、冲任不固的崩漏下血，又能助肾阳、益精血、补虚损，治虚劳羸瘦。本品味甘咸性微温，为鹿角经水煎熬浓缩而成的固体胶。功能补肝肾，益精血，止血。治疗肾阳虚弱，精血不足，虚劳羸瘦，以及吐血、衄血、崩漏、尿血等属于虚寒者，亦可用于阴疽。

虚羸劳绝，指虚劳羸瘦而言。

【用量】 5～15g。

【用法】 烊化兑服，或入丸、散、膏剂。

【附方】 龟鹿二仙胶（《证治准绳》） 治肾气衰弱，腰背酸疼，遗精目眩。鹿角5000g，龟甲2500g，枸杞子425g，人参470g。缓火熬炼成胶，每服3g左右，陈酒烊化，清晨淡盐汤送服。

白花蛇治瘫痪，疗风痒之癣疹

【译注】 白花蛇治疗麻痹瘫痪，又善搜风，治皮肤风疹瘙痒、疥癣恶疮。本品味甘咸性温，有毒，善搜风通络，止痉止痒，无处不到，故能治疗因风而致的瘫痪，口眼㖞斜，半身不遂，风湿顽痹，关节不利，以及疥癣瘙痒等皮肤病。

【用量】 1～1.5g。

【用法】 研末服。亦可浸酒服。

【注意事项】 阴虚内热者忌用。

【附方】 1. 驱风膏（《医垒元戎》） 治风瘫疬风，遍身疥癣。白花蛇肉120g，天麻210g，薄荷、荆芥各8g。为末，好酒2000ml，蜜120g，石器熬成膏服。

2. 定命散（《圣济总录》） 治破伤风，项颈紧硬，身体强直。蜈蚣1条，乌蛇（项后取）、白花蛇（项后取）各2寸（先酒浸，去骨并酒炙）。共为细散。每服6～9g，酒送服。

乌梢蛇疗不仁，去疮疡之风热

【译注】 乌梢蛇治疗肢体麻木不仁，又能治疗风热毒盛所致的疮疡。本品味甘性平，功用与白花蛇略同，而力量不及，但无毒性。乌梢蛇也是散风的要药，功能祛风、通络、止痉。用治风湿顽

痹，中风半身不遂，小儿惊风，破伤风及麻风，疥癣。

【用量】 9~12g。

【用法】 水煎服。研末服，每次2~3g。

【注意事项】 血虚生风者忌用。

【附方】 1. 三味乌蛇散（《圣济总录》） 治一切干湿癣。乌蛇30g，干荷叶15g，枳壳1g。共为细末，每服3g，蜜酒调下。

2. 乌蛇丸（《太平圣惠方》） 治风痹，手足缓弱，不能伸举。乌蛇90g，天南星、干蝎、白附子、羌活、桂心、白僵蚕各30g，麻黄60g，防风1g。共为丸服。

乌药有治冷气之理

【译注】 乌药有温肾散寒，通行气滞的作用。本品味辛性温，微香走窜，能通理上下一切诸气，凡一切病之属于气滞寒凝而见胸腹不快、疝气冷痛者，皆宜用此。又能温肾散寒，缩尿止遗，治膀胱虚冷之小便频数，小儿遗尿。

【用量】 3~9g。

【用法】 水煎服。

【配伍】 乌药配薤白、瓜蒌，宽胸行气止痛，治胸胁闷痛；配木香、香附，行气止痛，治脘腹胀痛；配小茴香，散寒止痛，治寒疝腹痛；配益智仁、山药，温肾缩尿止遗，治小儿遗尿。

【附方】 1. 乌药顺气散（《赤水玄珠》） 治胀满痞塞，七情忧思所致者。天台乌药、香附、沉香、砂仁、橘红、半夏共为末。每服6g，灯心汤调下。

2. 天台乌药散（《医学发明》） 治寒凝气滞的小肠疝气。天台乌药、木香、小茴香、青皮、高良姜各15g，槟榔2个，川楝子10个，巴豆70粒。上8味，先将巴豆微打破，同川楝子用麸炒黑，去巴豆及麸皮不用，合余药共研为末，和匀，每服3g，温酒送下。近代用法：去巴豆，诸药酌量，水煎冲酒服。

禹余粮乃疗崩漏之因

【译注】 禹余粮性主收涩，善于治疗崩漏、带下等疾。本品味甘涩性平，因其质重可以镇逆，涩可固脱，寒可清热，有涩肠止

泻、收敛止血、止带的功效，用治久泻久痢、妇女崩漏、便血、带下等疾病。

【用量】 10～20g。

【用法】 水煎服。

【注意事项】 孕妇慎用。

【配伍】 禹余粮配赤石脂，涩肠止泻，治久泻久痢；配乌贼骨、白果，收敛止血止带，治白带过多；配黄芪、阿胶，固崩止血，治妇女崩漏。

【附方】 赤石脂禹余粮汤（《伤寒论》） 治伤寒，下痢不止，服理中汤无效者。赤石脂、禹余粮等分。水煎服。

【按】 禹余粮与赤石脂功效相似，均能涩肠止泻、固崩止血，故常相须为用。然禹余粮专为固涩下焦之品；赤石脂又能敛疮生肌，外治疮疡久溃不敛及湿疮流水，外伤出血等。

巴豆利痰水，能破寒积

【译注】 巴豆能逐水饮，祛痰涎，又能峻下寒积。本品味辛性热，有大毒，有峻下冷积、逐水退肿、祛痰利咽、蚀疮去腐的功效。用治寒积便秘急症，腹水臌胀，寒实结胸及喉痹痰阻等。外用可治痈肿成脓未溃及疥癣恶疮。

【用量】 0.1～0.3g。

【用法】 入丸、散服。大多制成巴豆霜用，以减低毒性。外用适量。

【注意事项】 孕妇及体弱者忌用。畏牵牛。

【配伍】 巴豆配大黄、干姜，峻下冷积，治寒积便秘；配绛矾、神曲，峻下逐水退肿，治晚期血吸虫病肝硬化腹水；配贝母、桔梗，祛痰利咽，治寒实结胸；配胆星、神曲，祛痰消积，治小儿痰壅，乳食停积甚则惊悸。

【附方】 1. 三物备急丸（《金匮要略》） 治心腹胀满，卒痛便闭。大黄、巴豆（去油）、干姜各30g。共研细末，或蜜和为丸，每服0.9～1.5g，温开水送下，服后如果不泻，可根据患者体质，酌情再服0.6～0.9g。若口噤不开者，可用鼻饲法给药。

2. 三物白散（《伤寒论》） 治寒实结胸，痰涎壅盛，呼吸困难及喉痹、缠喉风、白喉，咽喉肿胀，喉中有痰。桔梗3份，巴豆1份，贝母3份。研成细末，和匀，每服1.5~3g。

3. 乌金膏（《痈疽神验秘方》）　治一切疮毒及腐化瘀肉。巴豆去壳，炒焦，研膏，点肿处则解毒，涂瘀肉则自腐化。

【按】　巴豆分生、霜、油三种。生巴豆有蚀疮作用，毒性大，泻下峻烈，仅供外用治恶疮疥癣；巴豆霜泻下消积，多用于寒痰积聚，食积胀满，喉痹水肿；巴豆油泻下作用极为强烈，只作外用。

独活疗诸风，不论新久

【译注】　独活散风除湿止痛，治疗各种风病，不论新患或是宿疾。本品味辛苦性微温，为祛风胜湿的要药。功能祛风湿、止痛、解表，治风寒湿痹，风寒夹湿表证，少阴头痛及皮肤瘙痒。独活与羌活古时不分，实际二药形态并不相同，气味亦有差异。虽然同具有祛风胜湿的功效，而独活缓和，羌活气味雄烈，性较刚燥。一般应用，凡风湿痹痛，腰膝、腿足关节疼痛属下部寒湿重者用独活，发散外感风邪的表证及腰以上的风寒湿痹选羌活。

【用量】　3~9g。

【用法】　水煎服。

【注意事项】　阴虚火旺，高热不恶寒者忌用。

【配伍】　独活配附子、乌头，祛风除湿，散寒通痹，治风寒痹痛；配桑寄生、杜仲，补肝肾，祛风湿，治肾气虚弱感受风寒湿邪，腰膝酸痛；配羌活、防风，祛风解表胜湿，治外感风寒夹湿表证。

【附方】　独活寄生汤（《备急千金要方》）　治风寒湿痹，腰背疼痛，半身不遂。独活、秦艽、防风、芍药、杜仲、牛膝各9g，桑寄生18g，细辛3g，当归、党参、茯苓各12g，川芎、甘草各6g，干地黄15g，肉桂1.5g。水煎服。

山茱萸治头晕遗精之药

【译注】　山茱萸为治疗肝肾不足，头晕目眩，遗精滑精的要药。本品味酸涩性微温，为温补肝肾的要药。有补益肝肾、收敛固涩的功效，用治肝肾亏虚，头晕目眩，腰膝酸软，阳痿及遗精，遗尿。

此外，还可用治崩漏下血，月经过多及大汗不止，体虚欲脱证。

【用量】 5 ~ 10g，急救固脱20 ~ 30g。

【用法】 煎服，或入丸、散。

【注意事项】 素有湿热、小便淋涩者不宜使用。

【配伍】 山茱萸配肉桂、附子，温肾助阳，治肾阳虚阳痿；配补骨脂，温肾助阳，固精，治肝肾亏损的阳痿、遗精遗尿；配白芍，滋补肝肾，止血，止汗，治崩漏、吐血及自汗、盗汗；配牡蛎，收敛止汗，治自汗、盗汗；配五味子，敛肝补肾，固精止汗，治肺肾不足，阴阳俱虚的遗精，盗汗及心悸、气短；配人参、附子，益气固脱，治大汗虚脱。

【附方】 1. 草还丹（《扶寿精方》） 益元阳，补元气，固元精，壮元神。山茱萸500g，破故纸250g，当归120g，麝香3g。共为细末，炼蜜丸，梧桐子大。每服81丸，临卧酒盐汤下。

2. 左归饮（《景岳全书》） 治肾阴不足，虚火上炎，口燥盗汗，腰酸腿软。山萸肉3g，熟地黄30g，枸杞子、茯苓各9g，怀山药12g，炙甘草3g。水煎服。

【按】 山茱萸与熟地黄均能补肝肾、益精血，用治肝肾精血不足。山茱萸滋补之中又能秘藏精气，不论肾阴肾阳不足而秘藏失权及阳气欲脱等证用之为好；熟地黄益精血、填精养血作用较山茱萸为强，但无助阳之功，亦无收敛之性。

白石英医咳嗽吐脓之人

【译注】 白石英善于治疗肺寒咳嗽，肺痈吐脓的患者。本品味甘辛性微温，辛能化痰，温能散寒，用治肺寒咳嗽，肺痈吐脓。有温肺肾，安心神，利小便作用。

【用量】 9 ~ 15g。

【用法】 煎服，或入丸、散。宜布包先煎。

【注意事项】 只可暂用，不可久服。

【附方】 白石英汤（《鸡峰普济方》） 治肺虚少气，补虚羸，益肺，止嗽，进饮食。白石英0.3g，五味子、白茯苓、附子、人参各1.5g，甘草3g。水煎服。

厚朴温胃而去呕胀，消痰亦验

【译注】 厚朴善温胃肠，畅气机，止呕逆，除腹胀，消痰下气也有良效。本品味苦辛性温，有燥湿消痰、下气除满的功效，为消除胀满的要药。用治湿阻中焦，气滞不行所致脘腹胀满，呕逆，食积气滞，腹胀便秘及痰饮喘咳。用治寒痰冷积的呕吐最为适宜。

【用量】 3~10g。

【用法】 水煎服。

【注意事项】 孕妇慎用。

【配伍】 厚朴配枳实，消积导滞，治胃腑实邪积滞，腹满胀痛；配苍术，燥湿行气，治湿阻中焦，气滞不利致脘腹胀满，呕吐，泻痢；配大黄、芒硝，峻下热结，消积导滞，治热结便秘；配杏仁，止咳平喘，治气逆喘咳。

【附方】 1. 连朴饮（《霍乱论》） 治湿热内蕴，升降失常，霍乱吐利，胸脘痞满，舌苔黄腻，小便短赤。厚朴6g，黄连、石菖蒲、半夏各3g，香豉、山栀各9g，芦根60g。水煎服。

2. 厚朴大黄汤（《金匮要略》） 治支饮胸满。厚朴1尺，大黄10g，枳实4枚。水煎服。

【按】 厚朴与枳实均能行气消积，用治食积痰滞，脘腹胀满，大便不通。厚朴下气，偏于消胀气，除胃满又能燥湿；枳实破气，偏于消积滞，除痞硬。

肉桂行血而疗心痛，止汗如神

【译注】 肉桂温通血脉，善治寒邪凝滞，心腹冷痛，止汗也效验如神。本品味辛甘性大热，功能补火助阳、散寒止痛、温通经脉。用治肾阳衰弱的阳痿宫冷，心腹冷痛，寒疝作痛，胸痹，寒痹腰痛，经闭，痛经。此外，能引火归原，用治虚阳上浮。在补气血方中，加入肉桂以祛气血寒滞，鼓舞气血生长而有行血作用。

【用量】 1~4.5g。研末冲服，每次1~2g。

【用法】 水煎服，宜后下或焗服。

【注意事项】 畏赤石脂。

【配伍】 肉桂配黄芪，补气助阳，治气虚、阳虚及气血不足等证；配熟地黄，滋阴温阳，养血通脉，治心肾不足、气血双亏的心悸、气短；配当归、熟地黄，温阳活血养血，治虚寒腹痛、经闭；配黄柏、知母，温阳坚阴，治肾虚小便不利、尿闭等症。

【附方】 1. 桂心散（《太平圣惠方》） 治冷气攻心腹痛，多呕，不欲饮食。桂心、高良姜、人参、当归各30g，草豆蔻45g，厚朴60g。为散服。每服9g。

2. 阳和汤（《外科全生集》） 治鹤膝风、贴骨疽及一切阴疽。熟地黄30g，肉桂、生甘草各3g，麻黄1.5g，鹿角胶9g，白芥子6g，姜炭1.5g。水煎服。

【按】 肉桂与附子均能补肾阳、益命火，常相须为用。附子能回阳救逆，治脉微欲绝、肢冷汗出的亡阳证；肉桂益火消阴，又能引火归原，治下焦虚寒的腰膝冷痛，阳痿，宫冷，经闭，痛经。

是则鲫鱼有温胃之功

【译注】 鲫鱼有温养脾胃的功效。本品味甘性温，能和脾养胃利湿，凡病后虚弱之人，均可食用。甘温能益脾，脾主肌肉，故能生肌而治疮之久不愈合者。

【用量】 1~2尾，临时斟酌应用。

【用法】 煮食，或煅研入丸、散。

【附方】 鲫突羹（《食医心镜》） 治脾胃气冷，不能下食，虚弱无力。鲫鱼500g。细切，起作鲙，沸豉汁热投之，着胡椒、干姜、莳萝、橘皮等分为末，空心食之。

代赭乃镇肝之剂

【译注】 代赭石质重镇降，为平肝镇肝降逆的药物。本品味苦性寒，功能平肝潜阳、重镇降逆、凉血止血。其质重坠，故善镇肝、平逆气、降痰涎、止呕吐。用治肝阳上亢，头晕目眩，呕吐，呃逆，气逆喘息，血热吐衄、崩漏等。

本品性寒，应收入寒性篇。

【用量】 10~30g。

【用法】 水煎服，宜打碎先煎。入丸、散，每次1~2g。降逆、平肝宜生用，止血煅用。

【注意事项】 孕妇慎用。因含微量砷，故不宜长期服用。

【配伍】 代赭石配石决明，平肝潜阳，治肝阳上亢，头晕目眩；配旋覆花，降逆止呕，治呕吐、呃逆、噫气；配胡桃肉、人参，重镇降逆，纳气定喘，治肺肾两虚的虚喘；配赤石脂、禹余粮，止血凉血，治血热崩漏下血。

【附方】 1. 旋覆代赭汤（《伤寒论》） 治伤寒发汗、若吐、若下、解后，心下痞硬，噫气不除者。旋覆花、甘草各9g，人参6g，生姜15g，代赭石15g，半夏6g，大枣12枚。水煎服。

2. 代赭石汤（《御药院方》） 治逆气上冲奔逼，息道滞塞不通。代赭石9g，陈皮6g，桃仁、桂、吴茱萸各1.5g。加姜，水煎服。

【按】 代赭石与磁石均为铁矿石，二药功效有所不同，代赭石重镇降逆、平肝潜阳、凉血止血，适用于呕吐，呃逆，噫气，喘息，肝阳上亢，头晕目眩及吐衄，崩漏；磁石补肾潜阳、纳气镇惊、聪耳明目，适用于肾虚精亏，肝火上升，眩晕目暗，耳鸣耳聋，肾虚作喘及惊悸失眠等症。

沉香下气补肾，定霍乱之心痛

【译注】 沉香质重沉降，能行气降气，温肾纳气，平定霍乱，止心腹寒凝气滞诸痛。本品味辛苦性温，有纳气平喘、温中止呕、行气止痛的功效。用治下元虚冷、肾不纳气的虚喘，胃寒呕吐及胸腹胀痛。善散胸腹阴寒，行气止痛。

【用量】 1.5~4.5g。

【用法】 水煎服，宜后下；或磨汁冲服；或入丸、散，每次0.5~1g。

【注意事项】 气虚下陷及阴虚火旺者慎用。

【配伍】 沉香配乌药，降逆行滞，醒脾散寒，治虚寒腹胀，胸闷，气短，呕吐；配莱菔子，降气祛痰，治肾虚痰气上逆的腹胀、气喘；配紫苏，温中理气，降逆止呕，治脾胃虚寒的呕逆及妊娠恶阻；配砂仁、香附，温胃降逆，行气止痛，治气滞脘腹胀痛；配柿蒂，温胃止呕，治胃寒呕吐。

【附方】 1. 沉香降气丸（《太平惠民和剂局方》） 治胸膈痞塞，心腹胀满，喘促短气，干哕烦满，脚气上冲。香附、沉香、砂仁、甘草共为丸服。

2. 四磨汤（《济生方》）治七情伤感，上气喘息，烦闷不食。人参、槟榔、沉香、天台乌药等分各浓磨，水煎服。

【按】沉香与檀香均能行气止痛。沉香偏于降气，又有温肾纳气作用，多用治寒凝气滞，胸腹胀闷作痛，以及下元虚冷、肾不纳气的虚喘；檀香偏于宣散气郁，多用于寒凝胸腹胃脘疼痛。

橘皮开胃去痰，导壅滞之逆气

【译注】橘皮理气和中，运脾开胃，燥湿祛痰，导行壅滞，消除胀满，顺降逆气。本品味辛苦性温，功能理气健脾开胃、燥湿化痰行气。治脾胃气滞证及湿痰、寒痰咳嗽呕吐、呃逆、胸痹等。

【用量】3~9g。

【用法】水煎服。

【注意事项】阴虚燥咳不宜用。

【配伍】橘皮配生姜，温胃止呕，治胃寒呕吐；配桑白皮，清肺化痰止咳，治肺热咳嗽，喘逆痰多；配半夏，健脾燥湿化痰，治中焦痰湿上犯之胸膈胀满，咳嗽痰多；配木香，健脾理气，治脘腹胀满，食欲不振；配党参、白术，健脾理气，治脾虚气滞。

【附方】1. 二陈汤（《太平惠民和剂局方》）治湿痰咳嗽。制半夏、陈皮各15g，茯苓9g，甘草3g。水煎服。

2. 橘皮竹茹汤（《金匮要略》）治哕逆。橘皮、竹茹、生姜各10g，大枣10枚，人参3g，甘草6g。水煎服。

此六十种药性之热者也

【译注】这60种完全是热性的药物。

温性药赋

温药总括，医家素谙

【译注】这里包括了常用的温性药，是医生们平常都熟悉的。

木香理乎气滞

【译注】 木香芳香辛散，能疏三焦气机，尤其善于行胃肠的气滞。本品味辛苦性温，功能行气止痛。尤善行脾胃的气滞。用治胸脘胀闷，泻痢后重，食积不消，又能疏利肝胆，治胁痛黄疸，以及小肠疝气等病。还能健脾消食，醒脾开胃。

【用量】 1.5～6g。

【用法】 煎服，或入丸、散。

【注意事项】 阴虚、津亏、火旺者慎用。

【配伍】 木香配槟榔，消积导滞，行气止痛，治胃肠积滞，脘腹胀满疼痛；配砂仁，理气和中，消食化滞，治气滞、食积所致脘腹痞满胀痛；配白术，健脾消食，治食欲不振，脘腹胀痛；配青皮，疏肝健胃止痛，治消化不良，脘腹胀痛；配黄连，清热燥湿，行气止痛，治湿热泻痢。

【附方】 1. 木香丸（《太平圣惠方》） 治一切气攻刺腹胁疼痛，大便不利。木香、诃黎勒皮各9g，枳壳6g，大黄、牵牛子各12g。为丸服。

2. 香连丸（《太平惠民和剂局方》） 治赤白下痢，里急后重。黄连60g（与吴茱萸同炒令赤，去吴茱萸），木香12g。为丸服。

3. 香砂枳术丸加减（《景岳全书》） 治脾胃不和而致的饮食减少，气滞停食，胸膈胀满，脘腹疼痛，消化不良。木香420g，砂仁、神曲、麦芽各750g，枳实、白术各7500g，橘皮3000g，香附4500g，山楂1500g。水丸，每服6～9g。

【按】 木香与香附均有行气止痛的功效。木香专行胃肠结气，兼能消食，主治脘腹胀痛，泻痢；香附能疏散肝胃气滞，尤长于疏肝解郁、调经止痛，主治情志抑郁，脘胁胀痛，月经不调诸证。

半夏主于湿痰

【译注】 半夏药性温燥，燥湿而化痰浊，尤善治脏腑之湿痰。本品味辛性温，有毒，功能燥湿化痰、降逆止呕、消痞散结。治湿痰，寒痰证，胃气上逆呕吐，心下痞，结胸，梅核气等。外用有消肿止痛作用，治瘿瘤瘰疬，痈疽肿毒。

【用量】 3～10g。

【用法】 水煎服，一般多制用，制半夏有姜半夏、法半夏等，姜半夏长于降逆止呕，法半夏长于燥湿。生用消肿止痛。

【注意事项】 反乌头。阴虚燥咳、热痰、燥痰应慎用。

【配伍】 半夏配陈皮，燥湿化痰，治痰湿阻肺，咳嗽气逆，痰多质稠；配天麻、白术，化痰息风，治湿痰眩晕；配生姜，温胃降逆止呕，治胃寒呕吐；配黄连，清胃止呕，治胃热呕吐；配人参，治胃气虚呕吐；配黄芩，清热降逆，治痞满、泛恶、口苦、咽干；配瓜蒌，降逆除痰，治痰热内结的胸脘痞满，咳吐黏痰；配厚朴，行气解郁，化痰散结，治梅核气；配昆布、海藻，治瘰疬瘿瘤。

【附方】 1. 小半夏汤（《金匮要略》） 治痰饮呕吐。半夏9g、生姜6g，水煎服。

2. 干姜人参半夏丸（《金匮要略》） 治妊娠呕吐不止。干姜、人参各3g，半夏6g。为丸服。

3.《素问病机气宜保命集》治湿痰，咳嗽脉缓，面黄，肢体沉重，嗜卧不收，腹胀而食不消化。方：南星、半夏各3g，白术5g。为丸服。生姜汤送下。

苍术治目盲，燥脾去湿宜用

【译注】 苍术治疗眼目昏盲，燥湿健脾为必用之物。本品味辛苦性温，功能燥湿健脾、祛风散寒、明目。治湿滞中焦，腹胀纳呆，呕吐，痰饮，风湿痹证及夜盲症，眼目昏涩。

【用量】 5~10g。

【用法】 水煎服。

【注意事项】 阴虚内热者慎用。

【配伍】 苍术配黄柏，清热燥湿，治湿热下注，足膝痿躄，湿浊带下，湿疮，湿疹；配厚朴，健脾燥湿除胀，治脘腹胀满，纳呆；配生石膏，除湿清热，治湿温病发热汗多，身重疼痛；配猪肝、羊肝，明目，治夜盲及眼目昏涩。

【附方】 1. 平胃散（《太平惠民和剂局方》） 治呕吐腹泻，上腹部胀满，腹痛等。苍术24g，陈皮、厚朴各15g，甘草9g。共为粗末，每服，生姜2片，大枣2枚，水煎服。

2. 二妙丸（《丹溪心法》） 治下肢红肿疼痛，痿弱无力及湿热带下，湿疮，小便短黄。苍术、黄柏等分，炼蜜为丸梧桐子大，每服6~9g，日2~3次。

萝卜去膨胀，下气制面尤堪

【译注】萝卜行气消食，善除脘腹胀满，治面食积滞功效尤著。本品味辛甘性温，功能消除面食停滞，治腹部胀满；并能降气化痰，解酒毒。

其种子名莱菔子，气味、功用相同，还能治食积泻痢，里急后重，咳喘痰多。

【用量】莱菔子，6~10g。

【用法】莱菔子，水煎服。生用吐风痰，炒用消食下气化痰。

【注意事项】气虚及无食积、痰滞者慎用。不宜与人参同用。

【附方】保和丸（《丹溪心法》）治食积停滞所致胸脘痞满，腹胀时痛，嗳腐厌食。山楂18g，六曲6g，半夏、茯苓各9g，陈皮、连翘3g。为丸服亦可作汤剂服。

【按】萝卜与莱菔子二药同出一物，药用部位不同，功效略异。萝卜为莱菔的新鲜根，莱菔子为莱菔的种子。二者均具有消积化痰、下气宽中的功效，治食积气滞，脘腹胀满，嗳腐吞酸及气喘咳嗽。然萝卜又能凉血通淋，清热解毒。

况夫钟乳粉补肺气，兼疗肺虚

【译注】再说钟乳粉温肺散寒，温肾助阳，纳气平喘，可治肺肾虚喘。本品味甘性温，功能补肺气、壮肾阳。治咳喘气短，阳痿遗精，瘦弱恶寒，手足发冷等症。必须属虚寒证方为适宜。

【用量】9~15g。

【用法】煎服，或入丸、散。

【注意事项】阴虚火旺、肺热咳嗽者忌服。

【配伍】钟乳配附子，温肾助阳，治虚损；配漏芦，下乳汁，治无乳汁。

【附方】1.钟乳丸（《圣济总录》）治肺虚壅喘急，连绵不息。生钟乳150g，黄蜡90g。为丸如梧桐子大。每服1~2丸，温水下。

2.《十便良方》治吐血损肺方 炼成钟乳粉，每服6g，糯米汤下。

青盐治腹痛，且滋肾水

【译注】 青盐治疗腹痛，又能滋肾水。本品味咸性寒，功能滋肾水、泻血热，治心腹部久痛，并化痰浊凝滞。

【用量】 0.9～2.5g。

【用法】 煎服，或入丸、散。

【注意事项】 水肿、消渴、喘嗽患者均禁用。

山药而腰湿能医

【译注】 山药补肾健脾，可以治疗腰膝酸痛，脾虚湿滞。本品味甘性平，能益气养阴、补脾肺肾、固精止带，又能祛湿。用治脾胃虚弱，食少泄泻，带下清稀，肺虚咳喘，肺肾两虚久咳虚喘，以及肾虚遗精尿频，阴虚内热，口渴多饮等症。因能补脾，脾胃健运，里湿自除，所以说它有祛湿的作用。

【用量】 15～30g，大量60～250g。

【用法】 水煎服。研末吞服，每次6～10g。补阴生津宜生用，健脾止泻宜炒用。

【注意事项】 有实邪者忌服。

【配伍】 山药配茯苓，补脾益胃止泻，治脾虚泄泻或脾胃气阴不足，食少神倦；配党参，补脾益气生津，治脾胃虚弱的食少体倦或泄泻；配芡实，固精止泻止带，治泄泻，遗精，白带，小便不禁；配天花粉，养阴生津，治津伤口渴。

【附方】 1. 山芋丸（《圣济总录》）治脾胃虚弱，不思进饮食。山芋、白术各30g，人参1g。为丸服。

2.《儒门事亲》治小便多，滑数不禁方 白茯苓、干山药。等分为末，稀米饮调服。

【按】 山药与白术均能补脾止泻，常用治脾虚泄泻。然山药甘平，既补气，又养阴，兼可补益肺肾，且有涩性，故还可用治肺虚喘咳，消渴，遗精，带下等；白术苦温，为补中益气、燥湿健脾之品，除可治脾虚吐泻外，还可用治痰饮水肿及表虚自汗等症。

阿胶而痢嗽皆止

【译注】 阿胶止血，可治血痢日久；质润补血滋阴润燥，可治

虚劳咳嗽。本品味甘性平，功能补血止血，滋阴润燥，润肺止嗽。用治血虚萎黄，眩晕，心悸，虚劳咳嗽，阴虚燥咳，痰中带血，或血痢日久不止，妇女冲任不固，崩漏及妊娠下血等症。

【用量】 5～15g。

【用法】 入汤剂宜烊化兑服；止血常用阿胶珠，可同煎。

【注意事项】 本品滋腻，有碍消化，胃弱便溏者慎用。

【配伍】 阿胶配熟地黄，滋阴补血，治血虚萎黄，眩晕，心悸；配蒲黄，补血止血，治血热吐衄；配艾叶，温经止血安胎，治妊娠下血及崩漏；配黄连，滋阴养血，清心泻火，治热病伤阴，虚烦不眠。

【附方】 1. 补肺散（《小儿药证直诀》） 治小儿肺虚，气粗喘促。阿胶45g，黍粘子、甘草各8g，马兜铃15g，杏仁9g，糯米30g。共为末，每服3～6g。

2. 胶艾汤（《金匮要略》） 治妇人有漏下者，有半产后因续下血，都不绝者，有妊娠下血者，假令妊娠腹中痛，为胞阻。川芎、阿胶、甘草各6g，艾叶、当归各9g，芍药12g，干地黄18g。水煎服。

赤石脂治精浊而止泄，兼补崩中

【译注】 赤石脂功专收涩，能治疗遗精白浊，并涩肠止泻，固崩止血。本品味甘涩性温，为收涩止泻药，并能收敛止血，敛疮生肌。主治久泻久痢，脱肛及妇女崩漏带下，便血。还可用治疮疡久溃不敛。

【用量】 10～20g。

【用法】 水煎服。外用适量，研细末撒患处或调敷。

【注意事项】 湿热积滞泻痢者忌服。孕妇慎用。畏肉桂。

【配伍】 赤石脂配禹余粮，涩肠止泻，治虚寒久泻久痢，滑脱不禁，脱肛；配干姜、粳米，温涩固脱，治虚寒下痢、滑脱；配乌贼骨，固崩止血，收敛止带，治崩漏带下，便血；配鹿角霜、芡实，温肾止带，治肝肾亏虚，带下赤白。

【附方】 1. 桃花汤（《伤寒论》） 治下痢便脓血久不止。赤石脂30g，干姜10g，粳米15g。水煎服。

2.《太平圣惠方》治妇人久赤白带下方　赤石脂、白芍、干姜各等分，为散服，每服6g。

阳起石暖子宫以壮阳，更疗阴痿

【译注】　阳起石益命火，暖子宫，壮肾阳，尤善治疗阳痿、宫冷。本品味咸性温，功能暖子宫，温肾壮阳。治肾阳虚的阳痿，腰膝冷痛及妇女宫冷不孕等症。

【用量】　3～6g。

【用法】　入丸、散服。

【注意事项】　阴虚火旺而非虚寒者慎用。

【附方】　1. 白丸（《济生方》）　治元气虚寒，腰膝冷痹。阳起石、钟乳粉各等分。共为细末，酒煮附子末糊为丸，如梧桐子大。每服50丸，空心米饮送下。

2. 阳起石丸（《济生方》）　治冲任不交，虚寒之极，崩中不止，变生他证。阳起石6g，鹿茸3g，醋煎艾汁为丸服。

诚以紫菀治嗽

【译注】　紫菀润肺下气，宣肺开郁，化除痰浊，治疗咳嗽，确有良效。本品味苦辛甘性微温，功能润肺化痰止咳，用治咳嗽有痰。又能开宣肺气，用治肺痈及小便不通等。

【用量】　5～10g。

【用法】　水煎服。外感暴咳生用，肺虚久咳蜜炙用。

【注意事项】　阴虚火旺的燥咳，咳血及实热咳嗽，均不宜单独使用。

【配伍】　紫菀配款冬花，降气消痰止咳，治气逆咳嗽痰多；配百部，润肺降气止咳，治外感咳嗽或久咳不止；配五味子，敛肺化痰止咳，治咳嗽痰多，气喘自汗；配知母、阿胶，养阴润肺止咳，治阴虚劳热，痰中带血。

【附方】　1. 紫菀汤（《伤寒保命集》）　治妊娠咳嗽不止，胎不安。紫菀6g，桔梗3g，甘草、杏仁、桑白皮各5g，天门冬6g。水煎服。

2. 紫菀散（《太平圣惠方》）　治伤寒后肺痿劳嗽，唾脓血腥臭，连连不止，渐将羸瘦。紫菀、天门冬、贝母各30g，桔梗、生干地黄各45g，百合、知母各3g。上药捣筛为散，每服12g。

【按】 紫菀与款冬花功效相近，均有润肺下气、消痰止咳的功效，而且温润不燥，寒热虚实均宜。两者常相须为用，以治喘咳痰多，或劳嗽咳血。但紫菀偏于祛痰，款冬花重在止咳。

防风祛风

【译注】 防风善于祛除风邪，有"治风通药"之称。本品味辛甘性微温，为发散风寒的药物，功能祛风解表，胜湿止痛，止痉，止泻。用治外感表证，头痛身疼，风疹瘙痒，风湿痹痛，破伤风以及肝郁侮脾，腹泻而痛。

【用量】 4.5～9g。

【用法】 水煎服。

【注意事项】 阴血亏虚，热病动风者不宜使用。

【配伍】 防风配荆芥，发表散风，治风寒表证；配羌活，发表胜湿，治外感风湿；配蝉蜕，散风止痒，治风疹瘙痒；配姜黄、桂枝，胜湿止痛，治风湿痹痛；配天麻、天南星，祛风止痛，治破伤风证；配陈皮、白芍，舒肝止泻，治腹痛泄泻。

【附方】 1. 荆防败毒散（《医学正传》） 治外感风寒或痈肿初起而有表证者。荆芥、防风、柴胡、前胡、川芎、枳壳、羌活、独活、茯苓、桔梗各30g，甘草15g。共为细末，每服6g。生姜、薄荷煎汤送服。

2. 玉真散（《外科正宗》） 治破伤风，牙关紧急，角弓反张，项背强直。天南星、防风、白芷、天麻、羌活、白附子各等分，为末。每服6g，热酒送服。亦可敷伤处。

【按】 防风与羌活均能发表散风，防风以发散风邪为主，羌活以祛寒散邪为主。二药均能祛风湿、止痹痛，羌活主散膀胱经、肾经的风寒、寒湿或风湿痹痛；防风主要散肝经风邪，又有祛风止痉功效，既可用治风湿痹痛，又可用治破伤风证。

苍耳子透脑止涕

【译注】 苍耳子性主升散，透泄脑部邪气，通鼻窍，止浊涕。

本品味辛苦性温，有小毒。功能透达脑部，发散风寒，通鼻窍，祛风湿，止痛。专治风寒感冒，鼻渊头痛，鼻流浊涕以及风湿痹痛，风疹瘙痒，疥癣麻风等症。

【用量】 3~9g。

【用法】 水煎服。

【注意事项】 血虚头痛不宜服用。过量服用易致中毒。

【配伍】 苍耳子配辛夷、白芷，通窍止痛，治鼻渊头痛，鼻塞流浊涕；配防风、羌活，发表散寒，治外感风寒；配威灵仙，祛风胜湿止痛，治风湿痹痛；配地肤子、白鲜皮，祛风止痒，治风疹瘙痒。

【附方】 苍耳子散（《三因极一病证方论》） 治风热上攻的鼻渊，鼻塞流浊涕，前额头痛。苍耳子60g，薄荷、辛夷花各15g，白芷30g。共研细末，每服6g，葱、茶调服。

威灵仙宣风通气

【译注】 威灵仙性猛善走，宣导善行，有散风湿、通经络、畅气机的作用。本品味辛咸性温，性猛善走，功能祛风湿，通经止痛，消骨鲠。治风湿痹证及骨鲠咽喉。

【用量】 6~9g。

【用法】 水煎服。治骨鲠可用30~50g。

【注意事项】 血虚生风，阴虚有热者慎用。

【配伍】 威灵仙配桑寄生，养血祛风止痛，治血虚风湿痹痛；配羌活，祛风湿，止痹痛，治风湿痹痛，尤以上半身痹痛为好；配川牛膝，治风湿阻络，关节疼痛，尤以下半身痹痛为好；配砂糖，消骨鲠，治鱼骨鲠咽。

【附方】 1.《普济方》方 治手足麻痹，时发疼痛；或跌打伤损，痛不可忍，或瘫痪等症。威灵仙15g，生川乌、五灵脂各12g。为末，醋糊丸，梧子大。每服7丸，用盐汤下。忌茶。

2.《本草纲目》治诸骨鲠咽方 威灵仙30g，砂仁15g，砂糖30g。水煎服。慢慢咽下，一般可使骨鲠消失。

细辛去头风，止嗽而疗齿痛

【译注】 细辛善祛头风，治头痛，化寒饮，止寒嗽，又治牙

痛。本品味辛性温,有小毒。功能解表散寒,祛风止痛,通窍,温肺化饮。用治风寒感冒,阳虚外感,鼻塞鼻渊,头痛牙痛,风湿痹痛,肺寒咳喘等症。此外,吹鼻取嚏,又有通关开窍醒神的功效。

【用量】 1~3g。

【用法】 水煎服。入丸散剂,用0.5~1g。外用适量。

【注意事项】 阴虚阳亢头痛、肺燥伤阴干咳者忌用。反藜芦。

【配伍】 细辛配麻黄,发散风寒,温肺化饮,治风寒感冒,寒饮喘咳;配川芎、白芷,散寒止痛,治外感风邪,偏正头痛;配辛夷、苍耳子,祛风寒,通鼻窍,治风邪犯肺,鼻塞鼻渊;配独活、桑寄生,祛风湿,止痹痛,治风寒湿痹;配石膏、黄连,清胃泻火止痛,治胃火牙痛;配五味子,温肺化饮,治寒饮喘咳。

【附方】 1. 细辛散(《普济本事方》) 治风冷头痛,痛则如破,其脉微弦而紧。细辛、川芎各30g,附子15g,麻黄1g。上细切,入连根葱白、姜、枣。每服6g。

2. 细辛散(《御药院方》) 治牙齿疼痛。荆芥、细辛、露蜂房各等分。上为粗末,每用9g,水煎,温漱冷吐。

【按】 细辛有毒,《本草别说》谓其:"细辛若单用末,不可过半钱匕,多则气闷塞,不通者死。"细辛地上茎部分含马兜铃酸有肾毒性,目前只用根茎及根;另含黄樟醚,过量可抑制呼吸中枢,引起呼吸麻痹,甚至死亡。当高度重视。

细辛中毒的主要原因:一是直接吞服单方的散剂用量过大,二是较大剂量入汤剂煎煮时间过短。所以必须严格按照规定的用法用量使用,方能保证用药安全。

细辛与白芷两药均能解表散风、通窍止痛,用治外感风寒,头痛、鼻渊、牙痛。白芷主入阳明经,细辛主入少阴经,故属阳明头痛,宜用白芷;属少阴头痛,宜用细辛。齿髓或夜间牙痛者多属少阴,宜用细辛;牙龈肿痛连及面颊者多属阳明,宜用白芷。此外,白芷又可燥湿止带、消肿排脓,治带下过多或痈疮肿毒;细辛又能温肺化饮,用治寒痰停饮,气逆喘咳,吹鼻取嚏,又有通关开窍醒神之功。

艾叶治崩漏,安胎而医痢红

【译注】 艾叶温经脉,止出血,安胎气,可治下焦虚寒的崩漏下血,胎动不安,又可治血痢证属虚寒者。本品味辛苦性温,有小毒。功能温经止血,散寒调经,安胎。治疗虚寒性出血,尤宜用于崩漏下血,以及下焦虚寒或寒客胞宫所致月经不调,痛经,宫冷不孕,胎动不安,腹中寒痛,久痢脓血不愈等病。

【用量】 3～10g。

【用法】 水煎服。外用适量。温经止血宜炒炭用;散寒调经,安胎宜生用。

【注意事项】 阴虚血热者慎用。

【配伍】 艾叶配阿胶,温经止血暖宫,治虚寒性崩漏下血;配香附,调经散寒,理血止痛,治虚寒性月经不调,痛经,宫冷不孕;配川断、桑寄生,温经补肾安胎,治胎漏下血,胎动不安;配地肤子,温经散寒,除湿止痒,治湿疹瘙痒。

【附方】 1. 胶艾汤(《金匮要略》) 治血虚寒滞,少腹疼痛,月经过多,或妊娠下血,胎动不安,或产后下血,淋漓不断。艾叶、川芎、当归各9g,阿胶(烊化)、甘草各6g,芍药、干地黄各12g。水煎服。

2. 艾姜汤(《世医得效方》) 治湿冷下痢脓血,腹痛,妇人下血。干艾叶120g,炮姜30g。共为末,醋煮面糊丸,如梧子大,每服30丸,温米饮下。

【按】 艾叶与炮姜均能温经止血,用治虚寒性出血。艾叶温经止血暖宫,尤善治崩漏下血;炮姜主入脾经,温脾阳,用治脾不统血的吐血、便血。此外,艾叶又能散寒调经安胎,用治下焦虚寒、寒客胞宫所致月经不调、痛经、宫冷不孕、胎动不安;炮姜又能温中止痛,用治虚寒腹痛,腹泻。

羌活明目驱风,除湿毒肿痛

【译注】 羌活气味雄烈,性主升散,可明目祛风湿,除湿毒肿痛。本品味辛苦性温;功能解表散寒,祛风胜湿,止痛;用治风寒感冒,头痛身痛,骨节酸痛,颈项强直疼痛及风寒湿痹,肩臂疼痛,尤其对上半身的风寒湿邪疗效更好。

【用量】 3～9g。

【用法】 水煎服。

【注意事项】 脾胃虚弱，血虚痹痛，阴虚头痛的患者慎用。

【配伍】 羌活配防风，祛风湿、止痹痛，治风寒湿痹；配川芎，散寒祛风止痛，治风寒湿痹及偏正头痛；配独活，散寒除湿止痛，治风寒湿痹；配细辛，祛风止痛，治风寒头痛。

【附方】 1. 九味羌活汤（《此事难知》） 治外感风寒湿邪。羌活、苍术、防风各5g，细辛1g，川芎、白芷、生地黄、黄芩、甘草各3g，生姜3片，葱白3条。水煎服。

2. 羌活胜湿汤（《内外伤辨惑论》） 治外感风湿，头项腰脊强痛。羌活、独活各9g，藁本、川芎、防风、甘草各6g，蔓荆子3g。水煎服。

3. 羌活败毒散（《症因脉治》） 治风湿腰痛，痛引项脊尻背，脉左尺浮涩者。羌活、独活、防风、荆芥、川芎、柴胡、前胡、苍术各9g，白芷6g，甘草3g。水煎服。

【按】 羌活、独活古时不分，实为二物，作用亦异。羌活、独活均能散寒祛风止痛，用治风寒湿痹，常相须为用。羌活主入太阳经，主散肌表游风及寒湿之邪，尤善治腰以上风寒湿痹、肩背肢节疼痛；独活主入少阴经，善治少阴伏风头痛，偏于祛除下半身的风寒湿邪，多用于治人体下部腰膝筋骨间的风湿痹痛。

白芷止崩治肿，疗痔漏疮痛

【译注】 白芷能止崩带，消肿止痛，可治痔漏下血、疮疡痈肿。本品味辛性温，功能解表散寒，祛风止痛，消肿排脓，治风寒感冒，头痛牙痛，风湿痹痛等症。又有通鼻窍，燥湿止带功，用治鼻渊，赤白带下，疮痈肿毒，风湿瘙痒等症。

【用量】 3～9g。

【用法】 水煎服。外用适量。

【注意事项】 阴虚血热者忌服。

【配伍】 白芷配防风，解表散风，治外感风寒，头痛，鼻塞；配细辛，通窍止痛，治齿痛；配苍耳子、辛夷，通鼻窍，治鼻渊头痛，时流浊涕；配羌活、独活，祛风湿、止痹痛，治风寒湿痹；配车前子、黄柏，燥湿止带，治湿热带下；配金银花、当归，消肿排脓，治疮痈肿毒。

【附方】 1. 都梁丸（《百一选方》） 治风吹项背，头昏眼黑眩痛，女子胎前产后伤风头痛。白芷研末蜜丸弹子大，清茶或荆芥汤化下。

2. 白芷细辛吹鼻散（《种福堂公选良方》） 治半边头痛。白芷、细辛、石膏、乳香、没药各等分。为细末，吹入鼻中，左痛右吹，右痛左吹。

3. 祛风白芷散（《医部全录》） 治面上风癣疮。白芷9g，黄连、黄柏、黄丹各6g，白茯苓5g，轻粉3g，为细末，用油调搽癣疮上，或加孩儿茶6g、麝香0.6g亦可。

若乃红蓝花通经，治产后恶血之余

【译注】 红蓝花辛散温通，专入血分，活血通经，治疗产后瘀血阻滞，恶露不尽。红蓝花又名红花，味辛性温，功能活血通经，祛瘀止痛。用治血滞经闭，痛经，产后瘀阻腹痛，难产胎死腹中，产后恶露不行，恶血不尽，以及癥瘕积聚，心腹瘀痛，跌打损伤等症。

藏红花又名番红花，功用相近，且力量较强，但药性寒凉，又兼凉血解毒之功。尤宜用于温热病热入血分发斑，热郁血瘀，斑色不红活者。

【用量】 3~10g。

【用法】 水煎服。外用适量。

【注意事项】 孕妇忌服，有出血倾向者不宜用。

【配伍】 红花配桃仁，活血祛瘀，调经止痛，治妇女经闭，痛经，血瘀腹痛及各种瘀血肿痛；配三棱、莪术，破血消癥，治经闭、癥瘕；配乳香、没药，活血疗伤，治跌打损伤，瘀血肿痛；配紫草、大青叶，活血凉血，解毒消斑，治斑疹色黯，热郁血瘀。

【附方】 1. 红蓝花酒（《金匮要略》） 治妇女受风，腹中血气刺痛。红蓝花30g，以酒煎服。

2. 桃红四物汤（《医宗金鉴》） 治妇女月经不调，痛经，经前腹痛或经行不畅而有血块，色紫黯，或血瘀而致的月经过多及淋漓不净。当归、赤芍药、生地黄、川芎、桃仁、红花各9g。水煎服。

【按】 红花主入心、肝二经血分，为活血通经之品，又可消肿止痛。《本草衍义补遗》曰："多用则破血，少用则养血。"大量使用，辛温走散，破血通经；少量使用，可舒肝郁，调血海，祛瘀生新，和血养血。能补能泻，各有妙义。适用于妇女经闭、癥瘕、难产、死胎，产后恶露不行，以及跌打损伤、瘀血肿痛。

刘寄奴散血，疗烫火金疮之苦

【译注】 刘寄奴活血散瘀，治疗烫火烧伤、金疮病痛。本品味苦性温，功能散瘀止痛，疗伤止血，破血通经，消食化积。治跌打损伤，肿痛出血，血瘀经闭，产后瘀滞腹痛及食积腹痛，赤白痢疾。外敷治刀斧所伤的金疮出血，以及烫火烧伤的溃烂。

【用量】 3～10g。

【用法】 水煎服。外用适量，研末撒或调敷。

【注意事项】 孕妇慎服。

【配伍】 刘寄奴配骨碎补、延胡索，祛瘀消肿，止血疗伤，治跌打损伤肿痛出血；配当归、红花，祛瘀通经止痛，治血瘀经闭，产后瘀滞腹痛；配丝瓜络、薄荷，活血通经，解郁下乳，治气郁不舒，血滞而致的乳汁不下。

【附方】 1. 刘寄奴散（《本事方》） 治金疮出血，跌打伤痛。刘寄奴为末，撒敷。

2. 刘寄奴汤（《圣济总录》） 治产后恶露不尽，脐腹痛，壮热憎寒，咽干烦渴。刘寄奴、知母各30g，当归、鬼箭羽各60g，桃仁50g。共为细末。每服12g。

减风湿之痛则茵芋叶

【译注】 消除风湿疼痛用茵芋叶。茵芋叶又名茵芋，味苦性温，有毒，功能散风祛湿。治风湿痹痛，筋骨疼痛，四肢挛急，两足软弱。此药现时少用。

【用量】 生药1日量1～2g。

【用法】 浸酒或入丸剂。

【注意事项】 本品有毒，内服宜慎。阴虚而无风湿实邪者禁用。

【附方】 茵芋丸（《本事方》） 治风气积滞成脚气，常觉微肿，发则或痛。茵芋叶、薏苡仁各15g，郁李仁30g，牵牛子90g。共为细末，炼蜜丸，如梧子大。每服2丸，五更姜枣汤下，未利加量，以利为度，白粥补。

疗折伤之症则骨碎补

【译注】 治疗骨折金创的病痛宜用骨碎补。本品味苦性温，功能活血续伤，补肾强骨。主治跌打损伤或创伤，筋骨损伤，瘀滞肿痛及肾虚腰痛脚弱、耳鸣耳聋、牙痛、久泻等。

【用量】 10~15g。

【用法】 水煎服。外用适量。

【注意事项】 阴虚内热或无瘀血者慎服。

【配伍】 骨碎补配续断，活血止痛，续筋接骨，治扭伤，骨折肿痛；配自然铜、没药，接骨续伤，治金疮伤筋断骨；配补骨脂、牛膝，温补肾阳，强筋健骨，治肾虚腰痛脚弱。

【附方】 1. 骨碎补散（《太平圣惠方》） 治金疮，伤筋断骨，疼痛不可忍。骨碎补、自然铜、虎胫骨（现用代用品）、败龟各15g，没药30g。共为细末。每服3g，以胡桃仁半个，嚼烂，温酒送服，日三四服。

2.《本草汇言》方 治肾虚耳鸣耳聋，并齿牙浮动，疼痛难忍。骨碎补120g，熟地黄、山茱萸、茯苓各60g，牡丹皮50g，泽泻20g。共为末，炼蜜丸。每服15g，食前白汤送下。

藿香叶辟恶气而定霍乱

【译注】 藿香叶芳香化湿，和中止呕，辟除秽恶浊邪，能定霍乱吐泻。本品味辛性微温，功能化湿，止呕，解暑；为芳化湿浊要药，用治霍乱吐泻。此外，凡湿滞中焦及暑湿证或湿温初起，呕吐等均可选用。藿香梗偏于行气和中，叶偏于发表辟恶气。

【用量】 5~10g。鲜品加倍。

【用法】 水煎服。

【注意事项】 本品辛温香燥，阴虚无湿及胃虚呕吐者慎用。

【配伍】 藿香配佩兰，化湿解暑，治湿滞中焦及外感暑湿或湿温初起；配紫苏，发表和胃，治外感风寒，内伤暑湿者；配半夏，和中止呕，治寒湿内阻之呕吐；配黄连、竹茹，清胃止呕，治湿热呕吐；配砂仁、苏梗，理气安胎止呕，治妊娠呕吐；配党参、白术，健脾化湿，治脾胃虚弱、呕吐泄泻。

【附方】 1. 藿香正气散（《太平惠民和剂局方》） 治外感风寒，内伤湿滞，寒热头痛，胸膈满闷，脘腹疼痛，恶心呕吐，肠鸣泄泻，舌苔白腻。藿香、茯苓、紫苏、白芷、大腹皮各30g，白术、半夏曲、陈皮、厚朴、桔梗、炙甘草各60g。为末，每服9～12g，姜2片，大枣1枚，水煎温服。

2. 回生散（《百一选方》） 治霍乱吐泻。陈皮、藿香叶各等分，每服15g，水煎服。

【按】 藿香与佩兰两药均能化湿解暑，同可用治湿滞中焦及外感暑湿或湿温初起。二药功效相似，常相须为用。然藿香化湿解暑，又为芳化湿浊要药，又善于止呕，为治湿浊中阻所致恶心呕逆之要药；佩兰芳香化湿，善除中焦秽浊陈腐之气，又多用治脾经湿热、口中甜腻、多涎、口臭等。

草果仁温脾胃而止呕吐

【译注】 草果仁气芳香，性温燥，温脾胃，散寒湿，止呕吐。本品味辛性温，功能燥湿温中，除痰截疟。用治寒湿中阻之脘腹胀痛，呕吐泄泻以及寒湿疟疾等症。

【用量】 3～6g。

【用法】 水煎服。去壳取仁捣用。

【注意事项】 气虚血亏，无寒湿实邪者忌服。

【配伍】 草果仁配砂仁、厚朴，燥湿温中，治寒湿中阻之脘腹胀痛，呕吐泄泻；配槟榔，行气化湿，治脘腹满闷呕恶；配常山，燥湿除痰截疟，治疟疾寒热；配附子、生姜，温中散寒止呕，治脾胃虚寒，反胃呕吐。

【附方】 1. 草果饮（《传信适用方》） 治肠胃冷热不和，下痢赤白及伏热泄泻，脏毒便血。草果仁、甘草、地榆、枳壳各等分。共为粗末，每服6g，加煨姜1块，水煎服。

2. 草果饮（《慈幼新书》） 治疟疾，胃中寒痰凝结，不易开解。

草果、常山、知母、乌梅、槟榔、甘草、穿山甲。水煎服。

【按】 草果仁与草豆蔻，二者性味归经相同，均有燥湿温中止呕的功效，均可用治寒湿中阻之脘腹胀痛，呕吐泄泻。草果仁又能除痰截疟，又可用治疟疾寒热；草豆蔻又能行气消胀，又可用治脾胃气滞证。

巴戟天治阴疝白浊，补肾尤滋

【译注】 巴戟天温而不燥，专走下焦，治疗虚寒性疝气冷痛、遗精白浊，尤善于补肾阳，兼能益精血。本品味辛甘性微温，功能补肾助阳，祛风除湿。用治肾阳不足的阳痿不举，宫冷不孕，小便频数及肾阳虚兼风湿之风湿腰膝疼痛，肾虚腰膝酸软；并治虚寒性的疝气和白浊。

【用量】 5~15g。

【用法】 水煎服。

【注意事项】 阴虚火旺及内有湿热者慎用。

【配伍】 巴戟天配杜仲，补肝肾，强筋骨，祛风湿，治肾虚腰腿痛及风湿痹痛；配山茱萸、补骨脂，补肾助阳，治阳痿，遗精，妇女虚寒带下；配橘核、小茴香，暖肝散寒，治寒疝，阴囊肿痛坚硬牵引及腹；配菟丝子、覆盆子，补肾固精缩尿，治肾虚遗尿及小便频数。

【附方】 1.《普济方》治白浊方 菟丝子、巴戟天、破故纸、鹿茸、山药、赤石脂、五味子各30g。共为末，酒糊丸。空心盐汤下。

2. 巴戟丸（《太平惠民和剂局方》） 治妇人子宫久冷，月脉不调，或多或少，赤白带下。巴戟天90g，良姜120g，紫金藤480g，青盐60g，肉桂、吴茱萸各120g。共为末，酒糊为丸。每服20丸，暖盐酒送下，盐汤亦得。

【按】 巴戟天与淫羊藿均为补肾壮阳之品，均能温肾壮阳，强筋骨，祛风湿，同可用治肾阳虚的阳痿、不孕及肝肾不足的筋骨痹痛，风湿拘挛麻木。淫羊藿温性较著，壮阳之力较强。

元胡索理气痛血凝，调经有助

【译注】 元胡索又名延胡索，入血分散瘀，走气分行滞，有良

好的行气散瘀止痛、活血调经作用。本品味辛苦性温,功能活血、行气、止痛,用治气血瘀滞诸痛证。止痛作用强,一身上下无论何种痛证,均可配伍使用。

【用量】 3~10g。

【用法】 水煎服。研末服1.5~3g。多醋制用。

【配伍】 延胡索配五灵脂,行气活血,散瘀止痛,治胸腹血滞诸痛;配香附,行气活血,通经止痛,治妇女痛经;配川芎,活血行气止痛,治血瘀诸痛及头痛;配小茴香、乌药,散寒行气,活血止痛,治疝气、少腹疼痛;配肉桂,活血通经止痛,治血滞痛经及肢体疼痛;配秦艽、桂枝,祛风湿,止痹痛,治风湿痹痛。

【附方】 1.《太平圣惠方》方 治坠落车马,筋骨疼痛不止。延胡索30g。捣细罗为散,不计时候,以豆淋酒调下6g。

2.《仁斋直指方》治疝气危急方 延胡索、茴香等分。炒研,空心米饮,量儿大小与服。

3. 延胡索散(《妇人大全良方》) 治妇女气滞血凝腹痛。延胡索、当归、川芎、桂心、木香、枳壳、赤芍、桃仁、地黄。水煎服。

尝闻款冬花润肺,去痰嗽以定喘

【译注】 曾听说款冬花能润肺祛痰、止嗽定喘。本品味辛微苦性温,功能润肺下气,止咳化痰。治咳嗽气喘,久嗽痰喘以及肺痿、肺痈、咳唾脓血等症。

【用量】 5~10g。

【用法】 水煎服。外感暴咳宜生用,内伤久咳宜炙用。

【注意事项】 阴虚劳嗽慎用。

【配伍】 款冬花配百部,润肺化痰,止咳平喘,各种咳嗽均可应用;配麻黄,散寒宣肺止咳,治风寒咳嗽;配瓜蒌,清肺化痰止咳,治肺热咳喘;配人参、黄芪,补肺气,止咳喘,治肺气虚而咳喘者;配沙参、麦冬,养阴润肺止咳,治阴虚燥咳。

【附方】 1. 款冬花汤(《圣济总录》) 治暴发咳嗽。款冬花60g,贝母、五味子、甘草、桑白皮各15g,知母3g,杏仁6g。水煎服。

2. 百花膏(《济生方》) 治喘嗽不已,或痰中带血。款冬花、百合，各等分，为细末，炼蜜为丸，如龙眼大。每服1丸，食后临卧细嚼，姜汤咽下，噙化尤佳。

【按】 款冬花饮片有生、炒、蜜炙三种。生药味辛性温，以散寒止咳力专，多用于内有寒饮，外有风寒，咳嗽喘促；炒药味微辛，性温燥，以暖肺止咳为胜，多用于寒痰咳嗽；蜜炙味微辛甘，性温润，以润肺止咳力强，多用于肺虚咳嗽。

肉豆蔻温中，止霍乱而助脾

【译注】 肉豆蔻辛可行气，温能暖脾，能温中止霍乱，又有助脾以健运的作用。本品味辛性温，功能涩肠止泻，温中行气。治脾肾虚寒虚泻，冷痢及胃寒胀痛，食少呕吐等症。

【用量】 3～9g。

【用法】 水煎服。入丸散服，每次0.5～1g。内服须煨熟去油用。

【注意事项】 湿热泻痢者忌用。

【配伍】 肉豆蔻配肉桂、白术，涩肠止泻，温中健脾，治脾胃虚寒，久泻不止；配补骨脂、吴茱萸，温脾暖肾，涩肠止泻，治脾肾阳虚，五更泄泻；配木香、干姜，温中行气，治胃寒气滞的脘腹胀痛，食少呕吐。

【附方】 1. 四神丸（《证治准绳》） 治脾肾虚寒，五更泄泻，不思饮食，或久痢久泄，腹痛腰酸肢冷。肉豆蔻、五味子、补骨脂各60g，吴茱萸30g，生姜240g，红枣100枚。前四味为细末，水适量，姜、枣同煮，待枣熟时，去姜取枣肉，和末为丸如桐子大，每服9～12g，临睡时淡盐汤或白开水送下。

2. 肉豆蔻丸（《宣明论方》） 治水湿胀如鼓，不食者，病可下。肉豆蔻、槟榔、轻粉各0.3g，黑牵牛45g。共为末，面糊为丸，如绿豆大。每服10～20丸，煎连翘汤下，食后，日3服。

抚芎走经络之痛

【译注】 抚芎辛散温通，善通行经络制止疼痛。本品味辛性温，与川芎同，形较川芎小。功能活血行气，祛风止痛，宣通经络。治血瘀气滞的痛证及风寒入脑，头痛，风湿痹痛，以及妇女气滞血瘀的经行腹痛。

产于江西抚州者，称抚芎。

【用量】 3～10g。

【用法】 水煎服。

【注意事项】 凡阴虚火旺，多汗及月经过多者慎用。

【配伍】 川芎配当归，养血行气，祛瘀止痛，治月经不调，产后瘀阻腹痛，风温痹痛；配柴胡、白芍，疏肝理气，养血柔肝，治肝郁气滞，胁肋疼痛；配丹参、檀香，活血行气止痛，治心脉瘀阻，胸痹心痛；配三七、乳香，活血消肿止痛，治跌仆损伤，瘀血肿痛；配独活、桂枝，活血祛风通络，治风湿痹痛，肢体麻木。

【附方】 1. 川芎茶调散（《太平惠民和剂局方》） 治伤寒感冒，偏正头痛。川芎、荆芥各120g，白芷、甘草、羌活各60g，细辛30g，防风45g，薄荷240g。为细末，每服6g，每日2次，清茶调下。

2. 越鞠丸（《丹溪心法》） 统治六郁（气、血、痰、火、湿、食）所致的胸膈痞闷，吞酸呕吐，饮食不消等。苍术、香附、川芎、六曲、山栀子各等分，共研末，水泛为小丸，每服6～9g，温开水送下。

【按】 川芎与丹参均为活血调经之品，同可用治月经不调，瘀血肿痛，痈肿疮毒，关节痹痛。川芎辛温，活血行气，祛风止痛，以寒凝气滞血瘀之月经不调、产后瘀阻腹痛及肝郁胁痛、胸痹刺痛、寒痹拘挛用之为好；丹参苦凉，凉血活血，通经止痛，以热结血瘀之月经不调、产后瘀阻腹痛、癥瘕积聚、肝郁胁痛、风湿热痹用之为宜。川芎辛温升散，能上行头目，祛风止痛，善治头痛，无论风寒、风湿、血虚、血瘀，均可随证配伍用之；丹参清心安神，又可用治热病神昏，心烦不寐。

何首乌治疮疥之资

【译注】 何首乌生用苦泄解毒，治疗疮疥顽癣、皮肤瘙痒有用。本品味苦甘性微温，制用补益精血，生用截疟解毒、润肠通便。用治精血亏虚的头晕眼花，须发早白，腰膝酸软，体虚久疟，肠燥便秘及痈疽、瘰疬；又可疗疮疥。

【用量】 10～30g。

【用法】 水煎服。补益精血宜制用，截疟、润肠、解毒宜生用。

【注意事项】 大便溏泄及有湿痰者慎用。

【配伍】 何首乌配熟地黄，补肝肾，乌须发，治肝肾亏虚的须发早白；配牛膝，补肝肾，强腰膝，治肝肾亏虚的头晕，目眩，腰膝酸痛；配人参、当归，补气养血截疟，治体虚久疟，气血耗伤者；配金银花、连翘，清热解毒消疮，治痈疽疮疡；配夏枯草、贝母，软坚散结，治瘰疬结核；配荆芥、防风，养血疏风止痒，治血燥生风，皮肤瘙痒，疮疹；配当归、火麻仁，养血润肠通便，治血虚肠燥便秘。

【附方】 1.《博济方》治疥癣满身方　何首乌、艾叶各等分，锉为末，水煎浓汤洗浴。

2. 七宝美髯丹（《医方集解》引邵应节方）　治肾水亏损，气血不足而致的须发早白，牙齿动摇，梦遗滑精，筋骨无力等。何首乌1000g，茯苓、牛膝、当归、枸杞子、菟丝子各250g，补骨脂120g。蜜丸，每服9g，日2次，盐汤或酒送服。

【按】 何首乌分生、制两种。制何首乌补益精血、固肾乌须，多用于肝肾不足或精血亏虚的须发早白，头晕目眩，久疟不止；生首乌截疟解毒、润肠通便，多用于大便秘结，痈肿疮毒，瘰疬等症。

姜黄能下气，破恶血之积

【译注】 姜黄辛散苦泄温通，内行气血，外通经络，能下结气，消积气，破恶血，除积聚。本品味辛苦性温，功能活血行气，通经止痛。治气滞血瘀的心腹、胸胁疼痛，经闭癥瘕，产后腹痛，跌打损伤瘀肿疼痛及风寒湿痹，肩臂痛等症。尤长于行肢臂而除痹痛。

【用量】 3~10g。

【用法】 水煎服。外用适量。

【注意事项】 血虚而无气滞血瘀者忌服。

【配伍】 姜黄配元胡、香附，活血行气止痛，治气滞血瘀所致的心腹、胸胁疼痛，痛经；配当归、川芎，活血调经，治经闭或产后腹痛；配羌活、防风，祛风湿，活血通络，治风湿痹痛；配大黄、黄柏，活血解毒消痈，治痈肿疔毒。

【附方】 1. 姜芩四物汤（《医宗金鉴》）　治经水先期而至，血涩少，其色赤者。当归、熟地黄、赤芍、川芎、姜黄、黄芩、牡丹皮、延胡索、香附各等分。水煎服。

2. 姜黄散（《赤水玄珠》） 治臂背痛，非风非痰。姜黄、甘草、羌活各30g，白术60g。每服30g，水煎。腰以下痛，加海桐皮、当归、芍药。

3. 姜黄散（《百一选方》） 治牙痛不可忍。姜黄、细辛、白芷等分，共为细末，并擦2~3次，盐汤漱口。

【按】 姜黄与郁金均能活血破瘀、行气止痛，均可用治气滞血瘀所致心腹疼痛、经闭癥瘕、跌打损伤等症。姜黄辛温行散，以寒凝气滞血瘀用之为好；郁金苦寒泄降，以血热瘀滞用之为好。且姜黄又能通经止痛，用治风湿痹痛；郁金又兼解郁清心，利胆退黄，凉血，用治热病神昏，癫痫痰闭，肝胆湿热，吐血及妇女倒经等气火上逆之出血证。

防己宜消肿，去风湿之施

【译注】 防己外散风邪，内清湿热，消水肿、祛风湿多施用。本品味苦辛性寒，功能祛风湿、止痛、利水消肿，为治风湿热痹、关节红肿疼痛之要药。治风湿痹证，水肿，小便不利，脚气等。

【用量】 5~10g。

【用法】 水煎服。传统认为：祛风止痛宜木防己，利水消肿宜汉防己。

【注意事项】 本品大苦大寒，易伤胃气，体弱阴虚，胃纳不佳者慎用。

【配伍】 防己配威灵仙，祛风湿，止痹痛，治风湿痹痛；配黄芪、白术，益气健脾，利水消肿，治风邪外袭，水湿内阻，发为头面身肿、小便不利之风水证；配茯苓、桂枝，健脾温阳利水，治皮水一身肌肤悉肿，小便短少；配椒目、葶苈子，利水消肿，治湿热壅滞，腹胀水肿。

【附方】 1. 防己茯苓汤（《金匮要略》） 治四肢浮肿的皮水病。防己、黄芪、桂枝各9g，茯苓18g，甘草6g。水煎服。

2. 宣痹汤（《温病条辨》） 治湿热痹证。木防己、杏仁、滑石、薏苡仁各15g，连翘、山栀子、制半夏、晚蚕砂各9g，赤小豆24g。

水煎服。

【按】 防己有汉防己（粉防己）和广防己（木防己），其中木防己（广防己）含马兜铃酸、木兰花碱等。国外报道，有人因长期服用含防己的减肥药而导致肾功能损害（主要为马兜铃酸）。木防己现临床已不再使用。

藁本除风，主妇人阴痛之用

【译注】 藁本辛香温燥，善于祛风邪、除寒湿，治妇人阴疝腹痛多选用。本品味辛性温，功能祛风散寒，除湿止痛。治风寒感冒，巅顶头痛，风寒湿痹及妇人疝瘕腹痛，阴中寒、肿痛。

【用量】 3～9g。

【用法】 水煎服。

【注意事项】 血虚头痛忌服。

【配伍】 藁本配细辛，祛风散寒，通窍止痛，治风寒湿邪所致头痛、头顶痛及齿痛等症；配苍术，散寒燥湿止痛，治风湿痹痛；配吴茱萸，温经散寒，理气止痛，治寒湿凝滞的腹痛、疝痛等；配羌活、防风，祛风散寒止痛，治外感风寒湿邪，一身尽痛。

【附方】 白龙丸（《普济方》）治一切风偏正头痛，鼻塞脑闷，大解伤寒及头风，遍身疮癣，手足顽麻。藁本、川芎、细辛、白芷、甘草各等分。为末，每药120g，入煅石膏末500g，水和为丸，每30g作8丸。每服1丸，食后薄荷茶嚼下。

仙茅益肾，扶元气虚弱之衰

【译注】 仙茅补肾壮阳，扶助元气的虚衰。本品味辛性热，有毒，能温肾壮阳，祛风除湿。治肾阳不足、命门火衰的阳痿精冷，小便频数及腰膝冷痛，筋骨痿软；肝肾亏虚的须发早白，目昏目暗等症。

【用量】 5～15g。

【用法】 水煎服或浸酒服。

【注意事项】 阴虚火旺者忌服。

【配伍】 仙茅配淫羊藿，温肾阳，壮筋骨，治肾阳不足、命门火衰的阳痿不举，腰膝冷痛，遗尿尿频；配杜仲、海狗肾，补肾阳，强筋骨，治阳痿遗精，腰膝酸痛无力；配威灵仙、细辛，温肾逐寒，散风止痛，治寒湿腰膝冷痛；配补骨脂、干姜，温肾暖脾止泻，治脾肾阳虚的脘腹冷痛，泄泻。

【附方】 1. 仙茅丸（《圣济总录》） 有壮筋骨，益精神，明目，乌须发的功效。仙茅、苍术、枸杞子各500g，车前子600g，白茯苓、茴香、柏子仁各250g，生地黄、熟地黄各120g。为末，酒煮糊丸，如梧子大。每服50丸，食前温酒下，日2服。

2. 二仙汤（《中国中医研究院工作资料汇编》） 治冲任不调症状的高血压。仙茅、仙灵脾、巴戟天、知母、黄柏、当归各等分，煎成浓缩液。日服2次，每次15～30g。

【按】 仙茅与巴戟天均能温肾壮阳、祛寒除湿，同可用治肾阳虚弱的阳痿，不孕，月经不调及肾虚腰膝痿软，筋骨冷痛。巴戟天又有益精之功，其强筋壮骨作用较佳；仙茅辛热，为温肾壮阳之峻剂，补肾壮阳功效显著，然有毒，不可久服。

乃曰破故纸温肾，补精髓与劳伤

【译注】 破故纸又名补骨脂，温肾阳，固下元，补精髓，治劳伤。本品味苦辛性温。功能补肾壮阳，固精缩尿，温脾止泻，纳气平喘。治肾虚阳痿，腰膝冷痛；肾虚遗精，遗尿，尿频；脾肾阳虚，五更泄泻；肾不纳气，虚寒喘咳等多种虚损病。

【用量】 5～15g。

【用法】 水煎服。外用适量涂敷。

【注意事项】 阴虚火旺者忌服。

【配伍】 补骨脂配肉豆蔻，温肾暖脾止泻，治脾肾阳虚之泄泻；配人参、胡桃肉，纳气平喘，治肾不纳气之虚喘；配杜仲、胡桃肉，补肾助阳，固精缩尿，治阳痿，腰痛，小便余沥；配菟丝子、桑螵蛸，补肾固精缩尿，治肾虚阳痿，遗精早泄，遗尿尿频，腰膝冷痛。

【附方】 1. 补骨脂散（《太平圣惠方》） 治冷劳羸瘦，四肢无力，不思饮食，或时泄痢。补骨脂、缩砂仁、肉苁蓉各60g，煨诃子45g，厚朴、鹿茸、龙骨、赤石脂、白术各30g，当归15g，枳壳、肉豆蔻各3g。共为细末，每服6g，食前粥饮调下。

2. 二神丸（《普济本事方》） 治脾肾虚弱，全不进食。破故纸120g，肉豆蔻60g。共为细末，取大肥枣49个，生姜120g，切片同煮，枣烂去姜，取枣剥去皮核用肉，研为膏，入药和杵，丸如梧桐子大。每服30丸，盐汤下。

3. 破故纸散（《补要袖珍小儿方论》） 治小儿遗尿。破故纸30g。为末，每服3g，热汤调下。

宣木瓜入肝，疗脚气并水肿

【译注】 宣木瓜主入肝经，酸能舒筋，温香除湿，治疗脚气挛痛合并水肿。本品以产于安徽宣城者为佳，味酸性温，入肝脾经，功能舒筋活络，和胃化湿，消食生津。治风湿痹痛，筋脉拘挛，脚气肿痛及吐泻转筋，消化不良，津伤口渴等症。

【用量】 6~9g。

【用法】 水煎服。

【注意事项】 胃酸过多者不宜用。内有郁热，小便短赤者忌服。

【配伍】 木瓜配蚕砂，祛风湿，和胃化浊，治风湿痹痛，吐泻转筋；配乳香、没药，舒筋活络，治筋急项强，不可转侧；配吴茱萸、槟榔，除湿和胃，治脚气肿痛，冲心烦闷；配半夏、黄连，清胃和中止呕，治湿热呕吐泄泻，腹痛转筋。

【附方】 1. 木瓜汤（《三因极一病证方论》） 治吐泻转筋。木瓜干30g，吴茱萸15g，茴香0.3g，甘草3g。共为散，每服12g，加姜3片，紫苏叶少许，水煎服。

2. 木瓜散（《传家秘宝方》） 治脚气冲心，胸膈痞滞，烦闷。大腹皮、紫苏、干木瓜、甘草、木香、羌活，共研为末服。

【按】 木瓜与蚕砂均能舒筋活络、除湿和胃，同可用治风湿痹痛，筋脉拘挛，脚气肿痛及吐泻转筋。然木瓜不仅有较好的和胃除湿作用，又有平肝舒筋的功效，对血虚肝旺，筋脉失养，挛急疼痛及脚气肿痛也可用治；蚕砂又善祛风，故风湿痹痛，不论风重、湿重均可选用，并常用于湿疹瘙痒等症。

杏仁润肺燥止嗽之剂

【译注】 杏仁苦泄润降，润肺燥，止咳嗽，平喘息，为止咳平

喘要药。本品分甜、苦二种。

苦杏仁味苦性微温，有小毒，功能止咳平喘，润肠通便。治咳嗽气喘，肠燥便秘。

甜杏仁味甘性平，润肺止咳。治虚劳咳嗽。

【用量】 3～10g。

【用法】 水煎服。

【注意事项】 苦杏仁有小毒，用量不宜过大，婴儿慎用。

【配伍】 杏仁配桔梗，宣降肺气，止咳祛痰，治外感咳嗽痰多；配麻黄、甘草，散风寒，宣肺平喘，治外感风寒，咳喘多痰，胸满气短；配桑叶、菊花，疏散风热，宣肺止咳，治风热咳嗽；配桑叶、贝母，润肺止咳，治燥热咳嗽；配石膏，清肺泄热，宣肺平喘，治肺热咳喘；配柏子仁、桃仁，润肠通便，治肠燥便秘。

【附方】 1. 桂枝加厚朴杏仁汤（《伤寒论》） 治表邪未解，微喘咳嗽者。杏仁、厚朴、桂枝、白芍、生姜各9g，大枣5枚，甘草3g。水煎服。

2. 双仁丸（《圣济总录》） 治上气喘急。桃仁、杏仁各75g。细研，和丸如梧桐子大。每服10丸，生姜、蜜汤下。

【按】 杏仁与麻黄两药均入肺经，对于风寒犯肺之咳喘证，常相须为用。杏仁偏于降气定喘止咳；麻黄偏于发散风寒以宣肺定喘。杏仁又兼润肠通便之功，用治肠燥便秘；麻黄又有发汗、利水的作用，用治风寒表实证及风水水肿。

茴香治疝气肾病之用

【译注】 茴香多用治疝气、肾经有寒的病证。本品味辛性温，功能散寒止痛，理气和胃。治寒疝腹痛，睾丸偏坠胀痛，少腹冷痛，痛经及中焦虚寒气滞证。

【用量】 3～6g。

【用法】 水煎服。外用适量。

【注意事项】 阴虚火旺者忌服。

【配伍】 小茴香配生姜，温中散寒，治脘腹冷痛，呕逆食少；配乌药，温肾散寒止痛，治寒疝腹痛；配橘核、山楂，散寒疏肝止痛，治肝气郁滞，睾丸偏坠胀痛；配高良姜，温中止痛，治中焦虚寒的脘腹胀痛。

【附方】 1. 导气汤（《医方集解》） 治寒疝疼痛。川楝子12g，木香9g，茴香6g，吴茱萸3g。长流水煎。

2. 小茴香丸（《三因极一病证方论》） 治小肠气腹痛。茴香、胡椒等分。共为末，酒糊为丸，如梧子大。每服50丸，空心温酒下。

【按】 茴香有大、小二种，气味相同。大的又名八角茴香，性味功效与小茴香相似，但功效较弱，主要用作食物调味品。一般汤剂常用的指小茴香。

诃子生精止渴，兼疗滑泄之疴

【译注】 诃子以收涩为功，生精止渴，能治疗滑泄的沉疴。本品味苦酸涩性平，功能涩肠止泻，敛肺止咳，利咽开音。治久泻久痢，久咳失音等症。为治失音之要药。

【用量】 3～10g。

【用法】 水煎服。涩肠止泻宜煨用，敛肺清热、利咽开音宜生用。

【注意事项】 凡外有表邪、内有湿热积滞者忌用。

【配伍】 诃子配肉豆蔻，涩肠止泻，治久泻久痢，气滞腹痛；配黄连，涩肠止泻，燥湿止痢，治湿热下痢，日久滑脱；配桔梗，敛肺宣肺开音，治久咳失声；配五味子，敛肺止咳，生津开音，治肺虚久咳不止或久咳失声；配山药、扁豆，健脾和中，涩肠止泻，治脾虚泄泻。

【附方】 1. 诃黎勒散（《金匮要略》） 治气利。诃黎勒10枚（煨），为散，粥饮和，顿服。

2. 诃子皮散（《兰室秘藏》） 治脱肛日久，服药未验，复下赤白脓痢，作里急后重，白多赤少，不任其苦。御米壳、橘皮各1.5g，干姜2g，诃子2.5g。共为细末，水煎和渣服。

【按】 诃子与罂粟壳均具酸收之性，均能涩肠止泻、敛肺止咳，同可用治久泻久痢，肺虚久咳。然罂粟壳以收敛固气为主，且有较好的止痛功效，用于胃痛、腹痛及筋骨疼痛；诃子性偏苦凉，又能下气降火，利咽开音，用治久咳，失声。

秦艽攻风逐水，又除肢节之痛

【译注】 秦艽能祛风逐湿，舒筋通络，善除肢节疼痛。本品味辛苦性平，功能祛风湿，通络止痛，退虚热，清湿热。治风湿痹痛，中风不遂，骨蒸潮热，疳积发热，湿热黄疸等症。

【用量】 3~9g。大剂量可用至30g。

【用法】 水煎服。

【注意事项】 阴虚血燥，小便不禁者慎用。

【配伍】 秦艽配防己，祛风湿，止痹痛，治风湿痹痛，关节发热肿痛；配天麻、羌活，散寒祛风止痛，治风寒湿痹，肢节疼痛发凉；配鳖甲、地骨皮，退虚热，除骨蒸，治骨蒸潮热；配茵陈、栀子，清利湿热，退黄疸，治湿热黄疸。

【附方】 1. 秦艽汤（《不知医必要》） 治风中经络而痛。羌活、秦艽、白芍、独活各5g，当归6g，川芎3g，熟地黄9g。水煎服。

2. 秦艽鳖甲散（《卫生宝鉴》） 治骨蒸壮热，肌肉消瘦，唇红，颊赤，气粗，四肢困倦，夜有盗汗。柴胡、鳖甲、地骨皮各30g，秦艽、当归、知母各15g。共为粗末。每服15g，青蒿、乌梅煎汤去滓温服，日2次。

槟榔豁痰而逐水，杀寸白虫

【译注】 槟榔豁痰攻逐水饮，善杀寸白虫。本品味苦辛性温，功能杀虫消积，行气，利水，截疟。治肠道寄生虫病，食积气滞，泻痢后重，水肿，脚气肿痛，及疟疾寒热久发不止等。

【用量】 3~10g。单用驱杀绦虫、姜片虫时，可用30~60g。

【用法】 水煎服。

【注意事项】 脾虚便溏或气虚下陷者忌用；孕妇慎用。

【配伍】 槟榔配南瓜子，驱杀绦虫，治绦虫病；配使君子、苦楝皮，杀虫，治蛔虫、蛲虫证；配木香，行气消积导滞，治食积气滞，泻痢后重；配商陆，行气利水，治水肿，脚气肿痛；配常山、草果，截疟，治疟疾寒热久发不止。

【附方】 1. 槟榔汤（《证治准绳》） 治寸白虫。槟榔3枚，水煎去滓，空腹服。

2. 导气汤（《素问病机气宜保命集》） 治下痢脓血，里急后重，日夜无度。芍药30g，当归15g，大黄、黄芩、黄连、木香各5g，槟榔3g。为末。每服9～15g。水煎服。

3. 槟榔散（《太平圣惠方》） 治脚气春夏即发，宜服此，疏风调气。槟榔、枳壳、大黄各3g，独活、羚羊角屑、沉香、川芎、甘草各5g。姜水煎，每日1剂，分2次服。

杜仲益肾而添精，去腰膝重

【译注】 杜仲补肾填精，强筋健骨，善除腰膝重坠，为治肾虚腰痛脚弱之要药。本品味甘性温，功能补肝肾，强筋骨，安胎。治肾虚腰痛及各种腰痛，胎动不安，习惯性堕胎等症。近代临床用于高血压，有降血压的作用。

【用量】 10～15g。

【用法】 水煎服。炒用较生用为佳。

【注意事项】 阴虚火旺者慎用。

【配伍】 杜仲配续断，补肾安胎，治肝肾亏虚、下元虚冷的妊娠下血、胎动不安、习惯性流产；配补骨脂、胡桃肉，补肝肾，强筋骨，治腰痛脚弱；配山茱萸、覆盆子，补肾固精，治阳痿尿频；配阿胶、续断，补肝肾，固冲任，治冲任不固，胎漏下血。

【附方】 1. 青娥丸（《三因极一病证方论》） 治肝肾虚，腰腿重痛。杜仲、补骨脂各500g，生姜300g。共为细末，用胡桃肉120个，汤浸去皮研成膏糊丸，如梧子大，每服50丸，盐酒汤空心服。

2. 杜仲丸（《证治准绳》） 方治胎气不固，小产。杜仲、续断、枣肉。制丸剂服。

【按】 杜仲与桑寄生均能补肝肾、安胎，同可用治肝肾亏虚，腰膝酸痛及胎动不安。杜仲补肝肾，强筋骨，用治肝肾不足、下元虚冷所致的腰膝酸痛、下肢痿软、阳痿及胎动不安；桑寄生又能养血祛风，用治肝肾不足，血虚，风湿侵袭之腰膝痹痛及血虚、肝肾亏虚的胎动不安。

当知紫石英疗惊悸崩中之疾

【译注】 紫石英温润镇怯，善治惊悸不宁；温肾暖宫，调摄冲任，又治崩中漏下。本品味甘性温，功能温肾助阳，镇心安神，温

肺平喘。治心神不宁，惊悸怔忡，肝血不足，女子血海虚寒不孕等症。心肝得养，则血不妄行，所以也治崩漏下血。

【用量】 6~12g。

【用法】 煎服，或入丸、散。

【注意事项】 阴虚火旺者忌服。

【附方】 1. 风引汤（《金匮要略》） 除热瘫痫。紫石英、寒水石、石膏、滑石、白石脂、赤石脂各18g，大黄、干姜、龙骨各12g，桂枝9g，甘草、牡蛎各6g。共研粗末，每次取6~9g，水煎服。

2.《郑子来家秘》方 治怔忡惊悸，魂魄不宁，或心虚不寐，精神烦乱。紫石英30g，当归、远志、枣仁、川贝母、茯苓、柏子仁各60g，川黄连9g。研末，炼蜜丸。每早晨服9g，临睡服12g，用黑枣汤送下。

橘核仁治腰痛疝气之瘨

【译注】 橘核治疗腰痛疝气剧痛的疾患。本品味苦性平，无毒，功能理气散结止痛。治腰部及少腹胀痛，疝气痛，睾丸肿痛，也可用于乳房结块。

瘨：为"癫"的本字。《广雅·释诂》："瘨，狂也。"晕倒或降灾的意思。

【用量】 3~10g。

【用法】 水煎服。

【附方】 1. 橘核丸（《济生方》） 治诸疝及睾丸肿大。橘核、海藻、昆布、海带、川楝子、桃仁各30g，厚朴、木通、枳实、延胡索、桂心、木香各15g。为丸服。

2.《简便单方》治腰痛方 橘核、杜仲各60g。炒研末，每服6g，盐酒下。

金樱子兮涩遗精

【译注】 金樱子有收涩止遗精的作用。本品味酸涩性平，为涩精止泻药。功能固精缩尿止带，涩肠止泻。治肾虚不固的遗精，滑精，遗尿，尿频，带下及久泻久痢等症。还可用治崩漏、脱肛、子宫脱垂等症。

【用量】 6～12g。

【用法】 水煎服。

【注意事项】 有实火、邪热、湿热者忌服。

【配伍】 金樱子配芡实，固肾止遗，治肾虚精关不固的遗精；配覆盆子，固精缩尿止遗，治肾虚不固，遗精，早泄，遗尿；配牡蛎，固精止遗，治阴虚遗精，滑精；配罂粟壳、芡实，涩肠止泻，治脾虚久泻、久痢。

【附方】 1. 水陆二仙丹（《证治准绳》） 治遗精白浊。金樱子、芡实各等分，为丸服。

2.《泉州本草》方 治小便频数，多尿小便不禁。金樱子和猪小肚1个。水煎服。

【按】 金樱子与山茱萸均为酸涩之品，均能收敛固涩，同可用治肾虚不固，遗精，滑精。然金樱子功专收敛，无补益作用，又兼有涩肠止泻的功效，用治久泻久痢；山茱萸收涩之中又具补益肝肾之效，用治肝肾亏虚，头晕目眩，腰膝酸软，阳痿及崩漏下血，月经过多，大汗不止，体虚欲脱等症。

紫苏子兮下气涎

【译注】 紫苏子下气平喘，祛除痰涎。本品味辛性温，功能降气化痰，止咳平喘，润肠通便。治痰壅气逆，咳喘痰多及肠燥便秘。

【用量】 5～10g。

【用法】 水煎服。

【注意事项】 阴虚喘咳及脾虚便溏者慎用。

【配伍】 紫苏子配白芥子，降气化痰，治痰壅气逆，咳嗽气喘；配肉桂，温肾化痰下气，治上盛下虚之久咳痰喘；配半夏，降逆平喘化痰，治气逆痰盛的喘咳；配火麻仁、杏仁，润肠通便，治肠燥便秘。

【附方】 1. 苏子降气汤（《太平惠民和剂局方》） 治痰涎壅盛，咳嗽喘逆等症。苏子、前胡、制半夏、当归、生姜各9g，陈皮3g，肉桂1.5g，厚朴6g，炙甘草5g。水煎服。

2. 紫苏麻仁粥（《济生方》） 顺气、滑大便。紫苏子、麻子仁各适量，研烂，煮粥食之。

【按】紫苏子与莱菔子均能降气平喘，同可用治气逆痰喘。紫苏子利胸膈，降气消痰，治痰壅气逆，咳嗽气喘；莱菔子消痰破积之力优于紫苏子，偏消腹胀，治食积气滞，脘腹胀满。紫苏子又兼润肠通便之功，又可用治肠燥便秘。

淡豆豉发伤寒之表

【译注】淡豆豉辛散轻浮，善发散伤寒表邪。本品味苦性寒，用麻黄水酿制后，功能解表除烦，宣发郁热。治外感表证（无论风寒、风热表证，皆可配伍使用），热病烦闷，虚烦不眠等症。

【用量】6～12g。

【用法】水煎服。

【配伍】淡豆豉配金银花、连翘，发散风热，治外感风热，温病初起；配葱白，发表散寒，治风寒感冒；配栀子，清热除烦，治胸中烦闷，虚烦不眠。

【附方】1. 栀子豉汤（《伤寒论》）治发汗吐下后，心烦不得眠，心中懊恼。栀子、淡豆豉各10g。水煎服。

2. 葱豉汤（《肘后方》）治外感风寒轻证。葱白（连须）5条，淡豆豉9g。水煎服。

【按】淡豆豉以桑叶、青蒿发酵者，味辛甘微苦性寒，多用治风热感冒，热病胸中烦闷；以麻黄、紫苏发酵者，味辛性微温，多用治风寒感冒头痛。此外，又有大豆黄卷，又名清水豆卷，为黑大豆浸水湿润发芽，晒干而成，性味甘平，功效解表祛暑，清热利湿，用治暑湿、湿温初起，湿热内蕴所致发热汗少，恶寒身重，胸闷苔腻等症。

大小蓟除诸血之鲜

【译注】大小蓟能治各种出血之血色鲜红属血热者。二药均味苦甘性凉，功能凉血止血、散瘀解毒消痈，治血热所致的吐血、咯血、衄血、尿血、崩漏下血及热毒痈肿。此外，小蓟兼利尿通淋，尤善治尿血、血淋。

【用量】10～15g；鲜品可用至30～60g。

【用法】水煎服。外用适量，捣敷患处。

【注意事项】 脾胃虚寒而无瘀滞者忌服。

【配伍】 大小蓟配侧柏叶，凉血止血，治血热迫血妄行的吐血、咯血及崩漏下血。大蓟配车前草，清热凉血利尿，治血热尿血；配金银花，清热凉血解毒，治疮痈肿毒。小蓟配白茅根，凉血止血利尿，治尿血、血淋及热淋。

【附方】 1.《本草汇言》方　治吐血衄血，崩中下血。大蓟捣，绞取汁服。

2. 小蓟饮子（《济生方》）　治下焦热结，尿血成淋。生地黄24g，小蓟、木通、蒲黄、淡竹叶、藕节、山栀子各9g，滑石12g，当归、炙甘草各5g。水煎服。

3. 十灰散（《十药神书》）　治呕血、吐血、咯血、咳血。大蓟、小蓟、莲叶、侧柏叶、白茅根、茜草根、大黄、山栀子、棕榈皮、牡丹皮各等分。各药烧炭存性，研极细末，每服15g，藕汁或萝卜汁、京墨磨汁适量调服。

益智安神，治小便之频数

【译注】 益智仁安神，温肾固涩，善治遗尿尿频。本品味辛性温，功能暖肾固精缩尿，温脾开胃摄唾。治下元虚寒的遗精滑精、遗尿尿频或尿有余沥。此外，还可用治脾胃虚寒的腹痛吐泻、口涎自流等。

【用量】 3～10g。

【用法】 水煎服。

【注意事项】 阴虚火旺或因热而患遗精滑精崩带者忌服。

【配伍】 益智仁配补骨脂、金樱子，固精缩尿，治遗精、滑精；配山药、乌药，缩尿止遗，治遗尿或夜尿频多；配白术、干姜，温脾止泻，治脾胃虚寒泄泻；配党参、白术，温脾摄唾，治口多涎唾或小儿流涎不禁。

【附方】 缩泉丸（《妇人良方》）　治下元虚冷，小便频数及小儿遗尿。益智仁、乌药、山药各等分。为丸服，每服6g，每日2次。

麻仁润肺，利六腑之燥坚

【译注】 麻仁即火麻仁，润肺，又能通利六腑，治肠燥便坚。

本品味甘性平，质润滑利，功能润肠通便，通利六腑，治肠燥便秘；兼能滋养补虚，又可用治老人、产妇及体弱津血不足的肠燥便秘等症。

【用量】 10～15g。

【用法】 水煎服。宜打碎入煎。

【配伍】 大麻仁配郁李仁，润肠通便，治肠燥便秘；配当归、黑芝麻，养血润肠通便，治老年津血亏乏，血虚便秘；配大黄、厚朴，泻下润肠，治热结便秘。

【附方】 麻子仁丸（《伤寒论》） 治肠胃燥热，大便秘结。麻子仁、芍药、枳实各250g，大黄500g，厚朴、杏仁各200g。共为细末，炼蜜为丸服。

抑又闻补虚弱、排疮脓，莫若黄芪

【译注】 又听说黄芪补虚扶弱，托毒消疮，排脓生肌，其他药物莫之能比。本品味甘性微温，功能补气健脾，升阳举陷，益卫固表，利水消肿，托毒生肌。治脾气虚证或中气下陷，又为补中益气的要药，也为气虚水肿之要药。又可用治肺气虚证，气虚自汗，气血亏虚，疮疡难溃难腐，或溃久难敛等症。

【用量】 9～30g。大剂量30～60g。

【用法】 水煎服。补气升阳宜炙用；其他宜生用。

【注意事项】 表实邪盛，阴虚阳亢，疮疡阳证、实证等均不宜用。

【配伍】 黄芪配白术，补气健脾，治脾胃气虚；配桂枝、白芍，补气温中，治中焦虚寒，腹痛拘急；配附子，益气温阳固表，治气虚阳弱，体倦汗多；配人参、升麻，补中益气，升举清阳，治久泻脱肛，内脏下垂；配紫菀，补肺止咳，治肺虚咳嗽；配防己，补气利尿，治气虚水湿失运的浮肿，小便不利；配当归、穿山甲，补气托毒，排脓生肌，治脓成不溃。

【附方】 1. 玉屏风散（《世医得效方》） 治表虚自汗，以及虚人易感风邪者。黄芪180g，白术120g，防风60g。研末，每次6～9g，每日服2次。

2. 透脓散（《外科正宗》） 治痈疽诸毒内脓已成，不穿破者。

黄芪 12g，穿山甲 3g，皂角刺 5g，当归 6g，川芎 9g。水煎服。

3. 黄芪人参牡蛎汤（《四圣心源》） 治痈疽脓泄后，溃烂不能收口。黄芪、人参、生姜、茯苓、牡蛎各 9g，五味子 3g，甘草 6g。水煎服。

【按】 黄芪与人参均为补气要药，常相配伍应用。黄芪补气升阳，温升之力较人参为强，又能益卫固表，托疮生肌，利水消肿；人参大补元气，又兼生津止渴，安神益智，补脾益肺。

强腰脚、壮筋骨，无如狗脊

【译注】 强腰脚、壮筋骨，首选狗脊。本品味苦甘性温，功能祛风湿，补肝肾，强腰膝。治肝肾亏虚，风湿痹痛，腰膝酸软，下肢无力，肾气不固的遗尿，白带过多。又有温补固摄的功效。此外，其绒毛有止血作用，治金疮出血。

【用量】 6 ~ 12g。

【用法】 水煎服。

【注意事项】 肾虚有热，小便不利，或短涩黄赤者慎服。

【配伍】 狗脊配萆薢、木瓜，祛风湿，强筋骨，通经络，治腰膝酸软，脚膝肿痛；配续断，补肝肾，通血脉，治肝肾不足的腰膝酸痛，脚软无力；配益智仁、桑螵蛸，温补固摄，治尿频、遗尿；配鹿茸、白蔹，温经止带，治冲任虚寒带下。

【附方】 1. 狗脊丸（《太平圣惠方》） 治五种腰痛，利脚膝。狗脊、萆薢各 60g，菟丝子 30g。共捣罗为末，炼蜜和丸，如梧桐子大，每日空心及晚食前服 30 丸。

2. 白蔹丸（《普济方》） 治室女冲任虚寒，带下纯白。鹿茸（醋蒸，焙）60g，白蔹、金毛狗脊（燎去毛）各 30g。上为细末，用艾煎醋汁，打糯米糊为丸，如桐子大。每服 50 丸，空心温酒下。

菟丝子补肾以明目

【译注】 菟丝子既补肾阳，又补肾阴，固精明目。本品味甘辛性温，功能补肾益精，养肝明目。用治肾虚腰痛，阳痿遗精，尿频，宫冷不孕及肝肾不足的目暗不明。此外，又兼止泻、安胎的功效，用治脾肾阳虚，便溏泄泻及肾虚胎动不安。

【用量】 10~20g。

【用法】 水煎服。外用适量。

【配伍】 菟丝子配熟地黄，补肝肾，益精血，治阳痿遗精，腰膝酸软，头晕耳鸣；配沙苑子，补肝肾，益精明目，治肝肾不足的目昏视物模糊，头晕耳鸣；配川断、桑寄生，补肝肾，固胎元，治肝肾亏虚，胎动不安；配天花粉、五味子，补肾生津，治肾虚消渴。

【附方】 1. 茯菟丸（《太平惠民和剂局方》） 治心气不足，思虑太过，肾经虚损，真阳不固，溺有余沥，小便白浊，梦寐频泄。菟丝子150g，白茯苓90g，石莲子60g。共研末，酒煮为丸，如梧桐子大。每服30丸，空心盐汤下。

2. 菟丝子丸（《世医得效方》） 治小便多或不禁。菟丝子、肉苁蓉各60g，桑螵蛸、鸡肶胵各15g，牡蛎、附子、五味子、鹿茸各30g。共为末，酒糊丸，如梧子大。每服70丸，食前盐酒任下。

马蔺花治疝而有益

【译注】 马蔺花治疗疝气有良好的作用。本品味咸酸微苦性凉，功能清热解毒，止血利尿。治喉痹，吐血，衄血，小便不通，淋病，疝气，痈疽。

【用量】 3~6g。

【用法】 水煎服或入散剂。外用：捣敷。

【附方】《本草述》治偏坠疝气方 马蔺花60g，川楝子45g，吴茱萸30g，木香6g。为末，每服3~6g，用好酒调服，空心服。

此五十四种药性之温者也

【译注】 这54种是温性的药物。

平 性 药 赋

详论药性，平和惟在

【译注】 当详细地讨论到全部药物的性能时，就有一部分属于

平和的药物。这类药物将在这里讨论。

以硇砂而去积

【译注】 用硇砂以化痰散瘀，去除坚积。本品味咸苦辛性温，有毒。功能消积软坚，破瘀散结。治癥瘕痃癖，噎膈反胃，痰饮咳嗽，经闭，积聚等。外用可腐蚀胬肉、赘疣及疔疮，瘰疬，恶疮等症。

【用量】 0.3~0.9g。

【用法】 入丸、散。外用：研末点、撒调敷，或入膏药中贴敷。

【注意事项】 体虚无实邪积聚及孕妇忌服。

【附方】 1. 硇附丸（《魏氏家藏方》） 治虚中有积，心腹胁肋胀痛。附子15g，硇砂、丁香各3g，干姜5g。共为细末，旋入硇砂，研和，用稀面糊为丸，如梧桐子大。每服10粒，加至20粒，生姜汤下，不拘时候。

2. 硇砂散（《外科正宗》） 治鼻生息肉。硇砂3g，轻粉0.9g，冰片0.15g，雄黄0.9g。共为末，勤点痔上，日用五六次，自然渐化为水。

用龙齿以安魂

【译注】 使用龙齿可安定魂魄，镇定心神。本品味甘涩性凉，功能镇惊安神，收敛固涩。治惊痫癫狂，心悸怔忡，失眠多梦，遗精，崩漏，带下，自汗，疮口不敛等症。

【用量】 15~30g。

【用法】 水煎服，宜先煎。

【附方】 龙齿丸（《圣济总录》） 治因惊成痫，狂言妄语。龙齿、铁粉、凝水石各30g，茯神45g。共捣罗为末，炼蜜丸如梧子大。每服10丸，温米饮下。

【按】 龙齿为古代多种大型哺乳动物如象类、犀牛类、三趾马等牙齿的化石。龙齿较龙骨更长于镇惊安神。

青皮快膈除膨胀，且利脾胃

【译注】 青皮辛散苦泄，气味峻烈，破滞气，畅胸膈，除胀满，

又疏利脾胃气机。本品味苦辛性温，有疏肝破气、消积化滞的功效。善治肝郁气滞证，气滞脘腹疼痛，食积腹痛及气滞血瘀的癥瘕积聚，久疟痞块，疝气作痛等。

【用量】 3～9g。

【用法】 水煎服。醋炙疏肝止痛力强。

【注意事项】 气虚者慎服。

【配伍】 青皮配柴胡、香附，疏肝理气，治肝郁胸胁胀痛；配瓜蒌皮、蒲公英，疏肝理气，散结消痈，治乳痈肿痛；配乌药、小茴香，疏肝散寒止痛，治寒疝疼痛；配莪术，消积散结，破气止痛，治食积气滞，痞块腹痛；配白芥子，破气消痰，治痰饮咳嗽，胸胁疼痛。

【附方】 1. 青阳汤（《医醇賸义》） 治肝胀，胁下满而痛引小腹。青皮5g，柴胡、乌药、陈皮、延胡索各3g，炮姜、木香各1.5g，蒺藜12g，郁金6g，花椒子24粒。水煎服。

2.《方脉正宗》方 治肝气不和，胁肋刺痛如击如裂者。青橘皮24g，白芥子、苏子各12g，龙胆草、当归尾各9g。共为末，每早晚各服9g，韭菜煎汤调下。

【按】 青皮与橘皮同出一物。然青皮长于疏肝破气，消积化滞，多用于肝郁胁痛，乳痈疝气；陈皮偏于行气健脾，燥湿化痰，多用治胸腹胀闷，咳嗽痰多。

芡实益精治白浊，兼补真元

【译注】 芡实益肾固精，善治白浊，兼有补益真元的作用。本品味甘涩性平，功能益肾固精，健脾止泻，除湿止带。可治遗精，滑精，白浊，脾虚久泻，带下赤白等症。

【用量】 10～15g。

【用法】 水煎服。

【配伍】 芡实配金樱子，固肾止遗，治肾虚不固的遗精、滑精；配白术、茯苓，健脾除湿，收敛止泻，治脾虚久泻；配黄柏、车前子，清热燥湿止带，治湿热带下；配白术、山药，健脾益气止带，治脾肾两虚的带下。

【附方】 1. 水陆二仙丹（《证治准绳》） 治遗精白浊。金樱膏、芡实制丸剂服。

2. 分清丸(《摘元方》) 治浊病。芡实粉、白茯苓粉。黄蜡化蜜和丸,梧桐子大。每服百丸,盐汤下。

【按】 芡实与莲子两药均能益肾固精、健脾止泻、固涩止带,同可用治肾虚遗精、滑精,脾虚泄泻,带下病等。然莲子又兼能养心益肾、交通心肾,用治虚烦、心悸、失眠。

原夫木贼草去目翳,崩漏亦医

【译注】 木贼草善去目生翳膜,又可用治崩漏。本品味甘苦性平,形质与麻黄相似,善于疏散风热,明目退翳,又能止血。治风热目赤,迎风流泪,目生翳障,以及出血证如便血、痔血,妇女崩漏下血等症。

【用量】 3~9g。

【用法】 水煎服。

【配伍】 木贼草配菊花,明目退翳,治肝热目赤,目生翳膜;配蝉蜕、白蒺藜,祛风止痒,明目退翳,治瘾疹瘙痒,目生翳膜;配苍术,清肝明目,治目昏目暗;配地榆、槐角,凉血止血,治便血、痔血。

【附方】 1.《太平圣惠方》方 治目障昏蒙多泪。木贼草30g,为末,和羊肝捣为丸,早晚各食后服6g,白汤下。

2. 木贼散(《仁斋直指方》) 治肠风下血。木贼草30g,枳壳、槐角、茯苓、荆芥各15g。共为末,每服6g,浓煎枣汤调下。

花蕊石治金疮,血行则却

【译注】 花蕊石治疗金疮瘀肿出血,血脉通行则愈。本品味酸涩性平,内服化瘀止血,治各种出血证,且有化瘀行血的作用;外敷治创伤出血。

【用量】 10~15g。

【用法】 水煎服,宜打碎先煎;研末服,每次1~1.5g。外用适量。

【注意事项】 内无瘀滞者慎用;孕妇忌服。

【附方】 1. 花蕊石散(《太平惠民和剂局方》) 治金刃箭镞伤

中，及打仆伤损，猫狗咬伤，内损血入脏腑，妇人产后败血不尽，血迷血晕，恶血奔心，胎死腹中，胎衣不下。花蕊石30g，硫黄120g。上二味相拌令匀，固济，瓦罐内煅，取出细研，瓷盒内盛。外伤掺伤处。内损用童便或酒调服3g。

2.《谈野翁试验方》治脚缝出水方　好黄丹入花蕊石末掺之。

决明和肝气，治眼之剂

【译注】石决明清肝火，平肝阳，益肝阴，调和肝气，为治眼目疾患的药物。本品味咸性寒，功能平肝潜阳，清肝明目。善治肝阳上亢，头晕目眩及目赤翳障，视物昏花，为眼科要药。也为凉肝、镇肝之要药。

【用量】3～15g。

【用法】水煎服，宜打碎先煎。

【配伍】石决明配牡蛎，平肝潜阳，治肝阳上亢，头晕目眩；配磁石，滋肾平肝，治阴虚阳亢的头晕耳鸣；配夏枯草、钩藤，平肝清肝，治肝阳上亢或肝火上攻致头晕头痛，烦躁易怒；配决明子、菊花，清肝明目，治肝火上炎，目赤肿痛；配蝉蜕、木贼，清肝明目退翳，治风热目赤，目生翳膜。

【附方】1. 石决明散（《经验良方》）治眼生外障。石决明、薄荷叶各30g，蒺藜子、荆芥穗各60g，人参15g。研末。食后，砂糖冷水调服。

2. 石决明丸（《奇效良方》）治肝虚血弱，日久昏暗。石决明、五味子、菟丝子各30g，熟地黄、山芋、知母、细辛各45g。共为末，炼蜜丸，如梧子大，每服30丸，米饮下。

天麻主头眩，祛风之药

【译注】天麻治疗肝阳上亢的头晕目眩，为祛外风、息内风的药物。本品味甘性平，功能息风止痉，平抑肝阳，祛风通络。治肝风内动，惊痫抽搐，眩晕头痛及肢体麻木，手足不遂，风湿痹痛等症。

【用量】3～9g。

【用法】水煎服。研末冲服，每次1～1.5g。

【配伍】 天麻配钩藤，平肝息风，治肝风内动，眩晕，头痛；配半夏、白术，健脾化痰定眩，治痰饮上逆的眩晕头痛；配川芎，散风止痛，治风痰头痛头晕，偏正头痛；配天南星、白附子，息风止痉，治破伤风痉挛抽搐；配羌活、秦艽，祛风湿，通经络，治风湿痹痛，关节屈伸不利。

【附方】 1. 天麻丸（《普济方》） 治头痛，眩晕目花。天麻15g，川芎60g。为末，炼蜜为丸如芡子大。每食后嚼1丸。

2. 天麻丸（《圣济总录》） 治风湿脚气，筋骨疼痛，皮肤不仁。天麻150g，麻黄300g，草乌、藿香叶、半夏、白面各150g。共为细末，滴水丸如鸡头大，丹砂为衣。每服1丸，茶酒嚼下，日3服，不拘时。

甘草和诸药而解百毒，盖以性平

【译注】 甘草以其甘味、平和之性，能调和诸药，并善解百毒。本品味甘性平，能调和药性，又善解毒，应用广泛。炙用则微温，功能补脾益气，祛痰止咳，缓急止痛，清热解毒，调和诸药，用治心气不足，脉结代，心动悸，脾气虚证，咳嗽，脘腹、四肢挛急疼痛，热毒疮疡，咽喉肿痛，药食中毒等。

【用量】 1.5～9g。

【用法】 水煎服。清热解毒宜生用；补中缓急宜炙用。

【注意事项】 湿盛胀满、浮肿者不宜用，反大戟、芫花、甘遂、海藻。久服大剂量的生甘草，可引起浮肿等。

【配伍】 甘草配人参，补气生津，健脾养心，治脾气虚弱的食少、乏力、便溏；配麻黄、杏仁，宣肺化痰止咳，治风寒咳嗽；配石膏、麻黄，清肺止咳，治肺热咳嗽；配干姜、细辛，温肺止咳，治寒痰咳喘；配半夏、茯苓，化湿健脾止咳，治湿痰咳嗽；配芍药，缓急止痛，治脘腹及四肢挛急作痛；配金银花，解毒消痈，治热毒疮疡；配桔梗，利咽消肿，治咽喉肿痛。

【附方】 1. 甘桔汤（《金匮要略》） 治咽喉肿痛。甘草、桔梗各等分。煎汤服。

2. 炙甘草汤（《伤寒论》） 治伤寒脉结代，心动悸。甘草12g，生姜、桂枝各9g，人参、阿胶各6g，生地黄30g，麦门冬、麻仁各

15g，大枣6枚。水煎服。

3. 甘麦大枣汤（《金匮要略》）　治妇人脏躁，喜悲伤，欲哭，数欠伸。甘草9g，小麦30g，大枣10枚。水煎服。

石斛平胃气而补肾虚，更医脚弱

【译注】　石斛养胃阴，生津液，平补胃气，又能补肾阴亏虚，更能治疗腰脚痿弱。本品味甘性微寒，功能益胃生津，滋阴清热。鲜石斛力量更大。常用治胃阴虚证、热病伤津证及肾阴虚证，脚膝软弱，肾虚目暗，视力减退。

【用量】　6～12g，鲜品15～30g。

【用法】　水煎服，宜先煎。

【配伍】　石斛配麦门冬，养阴益胃生津，治胃阴不足，口渴咽干，食少呕逆；配生地黄、麦门冬，清热生津，治热病伤津，低热烦渴，口燥咽干；配菊花、枸杞子，补肝肾、明目，治肾虚目暗，视力减退。

【附方】　1. 清热保津法（《时病论》）　治热病伤津，舌苔变黑。鲜石斛、连翘各9g，天花粉6g，鲜生地、麦门冬各12g，参叶2g。水煎服。

2. 石斛夜光丸（《原机启微》）　治神水宽大渐散，昏如雾露中行，渐睹空中有黑花，渐睹物成二体，久则光不收及内障神水淡绿色、淡白色者。天门冬、人参、茯苓各60g，五味子15g，菟丝子、干山药、枸杞子、牛膝、干菊花、杏仁各20g，麦门冬、熟地黄、生地黄各30g，蒺藜、石斛、苁蓉、川芎、炙甘草、枳壳、青葙子、防风、黄连、草决明、乌犀角、羚羊角各15g。为细末，炼蜜丸，桐子大。每服30～50丸，温酒、盐汤任下。现每服9g，每日服2次。

观乎商陆治肿

【译注】　从商陆的功效看，沉降下行，通利二便，善治水肿。本品味苦性寒，有毒。功能泻下逐水，消肿散结。治水肿胀满的实证。外敷可治疮痈肿毒。

【用量】　5～10g。

【用法】 水煎服，外用适量。

【注意事项】 虚人水肿及孕妇禁用。

【配伍】 商陆配槟榔，行气利水，治水肿胀满、小便不利的实证；配赤小豆、陈皮，行气健脾利水，治通身水肿胀满、喘急、小便不利；配苦参，清热消肿，治跌打损伤肿痛。

【附方】 1. 疏凿饮子（《济生方》）治遍身水肿，大小便闭。泽泻、商陆、赤小豆、羌活、大腹皮、椒目、木通、秦艽、茯苓皮、槟榔等分，细切，每服12g，生姜5片，水煎去滓温服。

2.《备急千金要方》治一切肿毒方　商陆根和盐少许，捣敷，日再易之。

覆盆益精

【译注】 覆盆子补肾益精固精。本品味甘酸性微温，功能固精缩尿，益肝肾，明目。治肾精亏虚，遗精滑精，遗尿尿频及阳痿；此外，也可用治肝肾不足，目暗不明。

【用量】 5～10g。

【用法】 水煎服，或入丸、散。

【注意事项】 肾虚有火，小便短涩者慎服。

【配伍】 覆盆子配枸杞子、菟丝子，补肾固精，治肾虚遗精、滑精，阳痿，早泄；配桑螵蛸、益智仁，缩尿止遗，治肾虚遗尿、尿频；配杜仲，补肝肾，壮腰膝，治肾虚腰痛，畏寒足冷；配补骨脂、肉苁蓉，补肾助阳固精，治阳痿、早泄、腰膝冷痛。

【附方】 五子衍宗丸（《摄生众妙方》）治精亏阳痿无子。枸杞子、菟丝子各240g，车前子、五味子各60g，覆盆子120g。共为细末，炼蜜为丸，梧桐子大。每服空心90丸、上床时50丸，白沸汤或盐汤送下。

琥珀安神而散血

【译注】 琥珀安定心神，又能活血散血。本品味甘性平，功能镇惊安神，活血散瘀，利尿通淋。治心神不宁，心悸失眠，惊风癫痫，痛经经闭，心腹刺痛，癥瘕积聚，淋证，癃闭，尤善治血淋。研末外用，有生肌敛疮的功效。

【用量】 1.5～3g。

【用法】 研末冲服。不入煎剂。

【注意事项】 阴虚内热及无瘀滞者慎用。

【配伍】 琥珀配朱砂，定惊安神，治心神不宁，惊悸失眠；配天南星、天竺黄，定惊止痉，治小儿惊风，高热，神昏抽搐；配当归，活血调经，治气滞血瘀经闭、痛经；配三七，活血化瘀止痛，治胸痹绞痛；配海金沙，利尿通淋，治石淋或热淋。

【附方】 1. 琥珀抱龙丸（《活幼心书》） 治小儿惊风抽搐。琥珀、天竺黄、檀香、人参、白茯苓各45g，甘草90g，胆南星、枳实、枳壳各30g，水飞朱砂15g，山药500g，金箔100片。研末为丸服。

2. 琥珀多寐丸（《景岳全书》） 治健忘恍惚，神虚不寐。琥珀、羚羊角、人参、白茯神、远志、甘草等分。共为细末，猪心血和炼蜜丸，芡实大，金箔为衣。每服1丸，灯心汤嚼下。

朱砂镇心而有灵

【译注】 朱砂镇心清心而安神有验。本品味甘性微寒，有毒。功能清心镇惊，安神解毒。常用于心神不安，心悸，失眠，惊风，癫痫，对心火亢盛者尤为适宜，并治疮疡肿毒、咽喉肿痛、口舌生疮等症。

【用量】 0.3～0.5g。

【用法】 入丸、散，或研末冲服。外用适量。

【注意事项】 本品有毒，内服不可过量或持续服用，以防汞中毒；忌火煅，火煅后则析出水银，有剧毒。

【配伍】 朱砂配黄连，清心安神，用治心火亢盛的心神不宁，烦躁不眠；配当归、地黄，养血镇心安神，治心血不足，心悸，失眠；配牛黄、麝香，开窍息风，镇惊安神，治高热神昏，惊厥；配磁石，镇惊安神，治癫痫猝昏抽搐；配雄黄，解毒杀虫，治疮疡肿毒，咽喉肿痛。

【附方】 1. 朱砂安神丸（《兰室秘藏》） 治心火亢盛，灼伤阴血而成心神不安，怔忡失眠，胸中烦热，夜睡多梦。黄连45g，朱砂30g，生地黄、当归、炙甘草各15g。朱砂水飞，共研细末，汤浸蒸饼为丸，如黍米大，每服 15 丸。近代用法：本方有成药，每次服 6 ~ 9g，睡前开水送下。

2. 丹砂散（《圣济总录》） 治喉咽肿痛，咽物妨闷。丹砂 0.3g （研，水飞），芒硝 45g。上二味同研均匀，每用一字，时时吹入喉中。

3. 辰砂丸（《士材三书》） 治喜怒无常，发狂。辰砂、白矾、郁金。为末，蜜丸。薄荷汤送下 10 丸。

【按】 朱砂与磁石二药均入心经，均能镇惊安神。朱砂专入心经；磁石又入肾经，又有益肾之效，同可用治心神不宁，心悸，失眠，惊痫，癫狂。然朱砂又有较强清热解毒功效，用治疮疡肿毒，咽喉肿痛，口舌生疮；磁石又能平肝潜阳，聪耳明目，纳气定喘，又可用治肝阳眩晕，肝肾亏虚，目暗耳聋及肾虚喘促。

牛膝强足补精，兼疗腰痛

【译注】 牛膝强足膝，补肾精，善于治疗腰膝酸痛。本品味苦甘酸性平，能活血通经，补肝肾，强筋骨，利水通淋，引火（血）下行。用治肝肾亏虚，腰膝酸痛，下肢痿软，瘀血阻滞经闭，痛经，胞衣不下，跌打伤痛，淋证，水肿，小便不利，头痛眩晕，口舌生疮，吐血，衄血等。有河南怀庆产和四川产之分，临床上补益肝肾用怀牛膝，下行散瘀用川牛膝。

【用量】 6 ~ 15g。

【用法】 水煎服。

【注意事项】 孕妇及月经过多者忌用，肾虚滑精，脾虚溏泄者慎用。

【配伍】 牛膝配桃仁、红花，活血通经，用于瘀血阻滞的经闭、痛经、月经不调，产后腹痛；配杜仲、续断，补肝肾，强腰膝，治肾虚腰痛及痹痛腰膝酸痛无力；配苍术、黄柏，清利湿热，治湿热成痿，足膝痿软；配瞿麦、车前子，利水通淋，治水肿，小便不利；配石膏、知母，清胃降火，治胃火牙痛、口舌生疮。

【附方】 1. 三妙丸（《医学正传》） 治湿热下注，两脚麻木，或如火烙之热。苍术 180g，黄柏 120g，川牛膝 60g。上为细末，面糊为丸，如桐子大。每服 5 ~ 10 丸，空心姜盐汤下。

2. 牛膝酒（《本草纲目》）　治痿痹，补虚损，壮筋骨，除久疟。牛膝煎汁和曲米酿酒，或切碎袋盛浸酒，煮饮之。

龙骨止汗住泄，更治血崩

【译注】　龙骨煅用收涩为用，止汗止泄，还善治血崩。本品味甘涩性平，功能镇惊安神，平肝潜阳，煅用收敛固涩。治心神不安，心悸失眠，惊痫癫狂，肝阳上亢眩晕及多汗欲脱，男子精关不固，遗精滑精，妇女白带以及子宫大出血等症。研末外敷又有收湿敛疮生肌的功效，用治湿疮痒疹及疮疡久溃不愈等。

【用量】　15～30g。

【用法】　水煎服，宜先煎。外用适量。收敛固涩宜煅用，余皆生用。

【注意事项】　有湿热、实邪者忌服。

【配伍】　龙骨配牡蛎，平肝潜阳，收敛固涩，治阴虚阳亢的烦躁失眠，头晕目眩，盗汗，遗精等症；配石决明、白芍，平肝潜阳，治肝阳眩晕；配熟地黄、山茱萸，补肝肾，聪耳明目，治肝肾亏虚，目暗耳聋；配五味子、胡桃仁，补肾纳气平喘，治肾虚喘促；配桑螵蛸，补肾止遗缩尿，治小儿遗尿。

【附方】　1. 来复汤（《医学衷中参西录》）　治寒热往来，虚汗淋漓；或发热汗出，目睛上窜，或喘逆，或怔忡，或气虚不足以息者。山茱萸60g，龙骨、牡蛎各30g，白芍18g，党参12g，甘草6g。水煎服。

2. 桂枝加龙骨牡蛎汤（《金匮要略》）　治失精家少腹弦急，阴头寒，目眩，发落，脉极虚芤迟，为清谷亡血失精；脉得诸芤动微紧，男子失精，女子梦交。桂枝、芍药、生姜、龙骨、牡蛎各9g，甘草6g，大枣12枚。水煎服。

3.《医宗三法》治阴囊汗痒方　龙骨、牡蛎粉扑之。

【按】　龙骨与牡蛎生用均能重镇安神、平肝潜阳，煅用均可收敛固涩。同可用治心神不宁，心悸失眠，惊痫癫狂，肝阳眩晕，自汗盗汗，遗精崩带等症。然龙骨镇心安神、收敛固涩作用较强，为重镇安神的要药，煅后外用，又可吸湿敛疮、生肌止血，治湿疮痒疹及疮疡不敛，外伤出血；牡蛎平肝潜阳功效显著，又兼能软坚散结，制酸止痛，故可用治痰核，瘰疬，癥瘕积聚，胃痛泛酸。

甘松理风气而痛止

【译注】 甘松善理气散风而止痛。本品味辛甘性温，行气止痛，开郁醒脾。善治寒凝气滞脘腹闷胀，疼痛，思虑伤脾，不思饮食等症。此外，又有收湿拔毒作用，还可用治湿脚气胫肿疼痛。

【用量】 3～6g。

【用法】 水煎服。外用适量。

【注意事项】 气虚血热者忌服。

【配伍】 甘松配木香、厚朴，行气止痛，治寒凝气滞脘腹胀痛；配柴胡、香附，开郁醒脾，行气消胀，治气机郁滞的胸闷腹胀；配硫黄，治肾虚齿痛。

【附方】 1.《四川中药志》治神经性胃痛方 甘松香、香附、沉香。煎服。

2. 甘松汤（《普济方》）治湿脚气，收湿拔毒。甘松、荷叶心、藁本。三味煎汤，洗之。

【按】《本草正义》曰："甘松，近东瀛医家谓此药善通经络，专治转筋，为霍乱转筋必需之药。"

蒺藜疗风疮而目明

【译注】 蒺藜即刺蒺藜，又名白蒺藜，善治风疹疮肿，又有祛风明目作用。本品味辛苦性微温，有小毒。功能平肝疏肝，祛风明目。治肝阳上亢的头晕目眩，肝郁气滞的胸胁胀痛，乳闭胀痛，风热上攻的目赤翳障及风疹瘙痒，白癜风等症。

【用量】 6～9g。

【用法】 水煎服。

【配伍】 刺蒺藜配钩藤、菊花，平肝潜阳，治肝阳上亢，头晕目眩；配柴胡、香附，疏肝解郁，治肝郁气滞，胸胁胀痛；配菊花、决明子，疏散肝经风热，治肝热目赤翳障；配防风、荆芥，祛风止痒，治风疹瘙痒。

【附方】 1. 白蒺藜散（《张氏医通》）治肝肾虚热生风，目赤多泪。炒白蒺藜、菊花、蔓荆子、决明子、炙甘草、连翘各等分。青蒴子量减半。共为粗末，水煎，每服9～12g。

2.《方龙潭家秘》治眼疾、翳障不明方　刺蒺藜120g，葳蕤90g。共为末，每服9g，白汤调服。

3. 白蒺藜散（《证治准绳》）　治疥癣风痒等证。白蒺藜、秦艽、炒枳壳、独活、防风各60g，人参、苦参、玄参、丹参、沙参、菊花、栀子仁、黄芩、茯神、山茱萸、细辛、麻黄各7.5g，乌梢蛇（酒浸）120g。共为细末，每服6g，食前温酒调下。

【按】　蒺藜有两种，一为刺蒺藜，即白蒺藜，为蒺藜科植物的果实；一为沙苑蒺藜，即潼蒺藜，又名沙苑子，为豆科植物扁茎黄芪的种子。沙苑蒺藜味甘性温，为补益肝肾、明目固精之品，与刺蒺藜功效不同，当区别。

人参润肺宁心，开脾助胃

【译注】　人参有补肺润肺、宁心安神、健脾助胃的作用。本品味甘微苦性微温，功能大补元气，补脾益肺，生津，安神益智。治元气虚脱证；脾肺心肾气虚证；热病气虚津伤口渴及消渴证。用治大失血、大吐泻或久病、大病所致气虚欲脱，脉微欲绝的危重证候，有大补元气、复脉固脱的功效。又能益气生血，益气壮阳，扶正祛邪，又可用治血虚虚证及阳痿，以及气虚外感或里实热结而邪实正虚之证。

【用量】　3～9g，急重证可酌增为15～30g。

【用法】　宜文火另煎兑服。研末吞服，每次2g，日服2次。

【注意事项】　反藜芦。畏五灵脂，恶皂荚。不宜与萝卜同食或喝茶，以免影响药力。

【配伍】　人参配附子，有益气回阳功效，用治重病、久病、失血所致厥逆，脉微，气虚欲脱证；配白术，补气健脾，治脾气虚弱，食欲不振，乏力倦怠，胸脘腹胀等；配蛤蚧，补气定喘，治气虚喘咳；配熟地黄，益气补阴，治气阴两伤，发热口渴，舌红少津；配黄芪，补气升阳，治气虚下陷，脱肛，子宫脱垂，自汗等；配鹿茸，益气壮阳，治先天不足，或后天劳伤，气虚阳衰，形体羸弱，四肢发凉，精神疲惫，男子阳痿，女子宫冷不孕等；配当归，补气养血，治气血虚弱，自汗气短，心悸心慌，失眠健忘等；配麦冬、五味子，益气养阴，治气阴两伤，短气自汗，口干舌燥等；配大黄、芒硝，益气攻下，治燥热便秘但正气虚弱，不能任攻下药者，以攻补兼施；配丹参，补气行血，治气虚血滞，面色萎黄，头晕心悸，失眠神疲等；配天花粉、山药、生地黄，益气生津，治气虚津亏之消渴。

【附方】1. 独参汤（《景岳全书》）治元气大亏，阳气暴脱，面色苍白，肢冷多汗，脉微细欲绝的虚脱症。人参30g，浓煎顿服。

2. 生脉散（《内外伤辨惑论》）治暑热伤气，气阴两伤，汗多体倦，气短口渴，或久咳肺虚，咳嗽痰少，短气自汗，口干舌燥，脉虚者。人参3g，麦冬9g，五味子6g，水煎服。

3. 四君子汤（《太平惠民和剂局方》）治脾气不足，倦怠乏力，食少便溏，言语低微，脉缓弱或细软。人参、炙甘草、茯苓、白术各等分，水煎服。

4. 人参蛤蚧散（《卫生宝鉴》）治肺虚喘咳，呼吸气促，短气乏力。蛤蚧1对，杏仁、甘草各150g，知母、桑白皮、人参、茯苓、贝母各60g。上八味为末，净瓷盒子内盛。每日如茶点服。

5. 玉壶丸（《仁斋直指方》）治消渴引饮无度。人参、瓜蒌根各等分。共为末，炼蜜为丸，梧桐子大，每服30丸，麦冬汤送下。

【按】人参品种有野山参、移山参、园植参的区别。论质量，野山参最佳，移山参、园植参次之。野山参难得价昂，采用较少。按药用部位来说，人参主根最佳，而参须、参芦的补益作用较次。人参的加工品可分为红参类、糖参类、生晒参类和其他类四大类，包括红参、边条红参、生晒参、白干参、糖参、白参、大力参、掐皮参等不同品种。红参类，其性偏温，可振奋阳气，多用于阳气不足、脉微欲绝之证，有益气固脱、回阳救逆之效。生晒参类，性较平和，不温不燥，既可补气，又可养阴，宜用于气阴两虚的病证。糖参类，是人参中档次较低者，其补气之功不及红参、生晒参，只可用于一般的脾肺气虚之证。参须是人参的须根，也具益气作用，多用于一般的气弱津亏之证。

蒲黄止崩治衄，消瘀调经
【译注】蒲黄活血止血，止崩漏下血，并治吐衄出血，还有化

瘀调经的作用。本品味甘性平，能止血，化瘀，利尿。生用行瘀血，利小便。治妇女经闭腹痛，产后瘀血阻滞作痛，跌打损伤，瘀血作痛及血淋，小便不利，尿道作痛等症。炒炭用能收涩止血，治吐血、衄血、咯血、尿血、崩漏等症。

【用量】 3~10g。

【用法】 水煎服，宜布包。外用适量。止血多炒用；散瘀多生用。

【注意事项】 孕妇忌服。

【配伍】 蒲黄配小蓟，凉血止血，治血淋热结，尿血及血热鼻衄；配五灵脂，活血化瘀，散结止痛，治瘀血阻滞引起的月经不调、痛经、产后恶露不行或心腹疼痛；配炮姜、肉桂，温经通脉，止血消瘀，治产后腹痛或胞衣不下及脾肾虚寒的便血；配乌贼骨，收敛止血，治各种外伤出血。

【附方】 1. 失笑散（《太平惠民和剂局方》） 治血瘀内阻以致月经不调，小腹急痛，以及产后恶露不行。蒲黄、五灵脂各等分，研末，每次6~9g，醋、水各半同煎，和渣热服。

2.《太平圣惠方》治鼻衄经久不止方 蒲黄60g，石榴花30g。共研为散，每服3g。

3. 蒲黄散（《备急千金要方》） 治漏下不止。蒲黄10g，鹿茸、当归各60g。研末，酒服6g，每日3次。

岂不以南星醒脾，去惊风痰吐之忧

【译注】 南星燥湿醒脾，祛风止痉，既治风痰惊风抽搐，又治湿痰痰涎壅盛。本品味苦辛性温，有毒。功能燥湿化痰，祛风解痉。用治湿痰、寒痰，风痰眩晕，中风，癫痫，破伤风等症。外用又有散结消肿之功，治痈疽肿痛，蛇虫咬伤。

【用量】 3~10g。

【用法】 水煎服，多制用。外用适量。

【注意事项】 阴虚燥痰及孕妇忌用。

【配伍】 南星配半夏，燥湿化痰，用治顽痰阻肺，咳喘胸闷；配黄芩、瓜蒌，清热化痰，治痰热咳嗽；配半夏、天麻，化痰祛风止痉，治风痰眩晕；配白附子，祛风止痉，治破伤风角弓反张及口眼㖞斜、偏正头痛；配水牛角、冰片，息风镇痉，治癫痫抽搐；配雄黄，解毒消肿止痛，治虫蛇咬伤，痈肿疮毒。

【附方】 1. 三生饮（《太平惠民和剂局方》） 治风痰上壅，卒中昏迷，口眼㖞斜，半身不遂。南星30g，木香0.3g，川乌、附子各15g。上细切，每服15g，姜15片，久煎去渣，温服，不拘时候。

2. 夺命散（《圣济总录》） 治破伤风。天南星、防风各30g。共研末，先用童子小便洗疮口，后以此药末酒调贴之。

3. 天南星膏（《圣济总录》） 治头面及皮肤生瘤，大者如拳，小者如栗，或软或硬，不疼不痒，不可辄用针灸。生天南星15g，滴醋研细如膏，将小针刺病处，令气透，将膏摊贴纸上如瘤大贴之，觉痒即易，日易3~5次。

【按】 天南星用牛胆汁拌制而成的加工品名为胆南星，味苦微辛性凉，功能清热化痰，息风定惊。用治热病惊痫，中风，癫痫，头晕，痰火喘咳等。

三棱破积，除血块气滞之症

【译注】 三棱破血消积聚，善治气滞血瘀所致的病症。本品味辛苦性平，功能破血行气，消积止痛。治气滞血瘀所致的癥瘕积聚，经闭，心腹瘀痛及食积脘腹胀痛。

【用量】 3~15g。

【用法】 水煎服。醋制可加强祛瘀止痛作用。外用适量。

【注意事项】 孕妇及月经过多者忌用。

【配伍】 三棱配莪术，破血行气，消积止痛，治气滞血瘀的癥瘕积聚，经闭腹痛及食积脘腹胀痛；配牛膝、川芎，行气活血调经，治产后瘀阻腹痛，经闭，痛经；配青皮、麦芽，消积行气止痛，治食积脘腹胀痛。

【附方】 1. 三棱丸（《医学切问》） 治五积六聚，七癥八瘕，破一切血，下一切气。三棱、大黄、硼砂、干漆、巴豆各30g。共研末，醋煮糊为丸，如绿豆大，每服3丸，空心米汤调下。

2. 三棱散（《仁斋直指方论》） 治酒食伤积。三棱、莪术、甘草、青皮、益智仁各6g，白茯苓12g。共为末，少盐煎，每日1剂，分2次服。

没食主泄泻而神效

【译注】 没食子治肠滑泄泻效果神奇。本品味苦性温,功能涩肠固精,敛肺止血。治大肠虚滑,泻痢不止,便血遗精,白带,咳嗽,咯血,创伤出血,疮疡久不收口。研末外用,有止血生肌敛疮的功效。

【用量】 6～9g。

【用法】 煎服,或入丸、散。外用适量。

【注意事项】 内有湿邪、积滞者忌服。

【附方】 1. 没食子散(《普济方》) 治小儿洞泄下痢,羸困。没食子、诃黎勒皮各等分。为末,每服用粥饮调下5g,日3～4次。量儿大小加减。

2.《子母秘录》治产后痢方 没食子,烧,为末,酒调服3g。

皂角治风痰而响应

【译注】 皂角善治风痰。本品味辛咸性温,有小毒,功能祛顽痰,通窍开闭,祛风杀虫。治顽痰阻肺,喘咳痰多,中风,痰厥,癫痫,喉痹痰盛,皮癣等症。此外,外用散结消肿,治疮肿未溃者。

【用量】 1.5～5g。

【用法】 水煎服。多研末服,1～1.5g。外用适量。

【注意事项】 内服剂量不宜过大,大则引起呕吐、腹泻。孕妇、气虚阴亏及有出血倾向者忌用。

【配伍】 皂角配麻黄,祛痰宣肺,治咳喘痰多;配细辛,通窍开闭,治痰盛关窍阻闭;配明矾,涌吐痰涎开窍,治痰阻窍闭。

【附方】 1. 稀涎散(《太平惠民和剂局方》) 治中风牙关紧闭,并治咽喉肿痛阻塞。皂角、明矾等分,研末,温水灌服取吐。

2.《备急千金要方》治卒中风口㖞方 大皂荚30g。研末,以3年大醋和,左㖞涂右,右㖞涂左,干更涂之。

桑螵蛸疗遗精之泄

【译注】 桑螵蛸补而兼涩,治疗肾气不固遗精滑泄。本品味甘咸性平,功能固精缩尿,补肾助阳。治肾虚不固之遗精滑精,遗

尿，尿频，白浊及肾虚阳痿。

【用量】 6～10g。

【用法】 水煎服。

【注意事项】 阴虚多火，膀胱有热而小便频数者忌服。

【配伍】 桑螵蛸配菟丝子、山茱萸，补肾固精，治肾虚遗精，滑精；配益智仁、乌药，固精缩尿止遗，治肾虚遗尿，尿频；配鹿茸、肉苁蓉，补肾助阳，治肾虚阳痿。

【附方】 1. 桑螵蛸散（《本草衍义》） 治小便频数，遗精白浊，心神恍惚，健忘。桑螵蛸、远志、菖蒲、龙骨、人参、茯神、当归、龟甲各30g。为末。夜卧，人参汤调下6g。

2.《外台秘要》方 治遗精白浊，盗汗虚劳。桑螵蛸、白龙骨等分。为细末，每服6g，空心用盐汤送下。

【按】 桑螵蛸与海螵蛸均能固精缩尿止遗，同可用治遗精，滑精，遗尿，尿频。然桑螵蛸又能补肾助阳，治肾虚阳痿；海螵蛸又兼收敛止带止血、制酸止痛、收湿敛疮的功效，用治带下，崩漏，吐血，便血，胃痛吐酸及湿疮湿疹，溃疡不敛。

鸭头血医水肿之盛

【译注】 鸭头血可疗水肿之壅盛者。本品味咸性寒，因有利小便的作用，故可治水肿病。今已少用。

【用量】 连鸭头为丸剂用。

【附方】 鸭头丸（《外台秘要》） 治水肿喘急，小便不利。雄鸭头连血，葶苈子、防己各60g。捣碎为丸服。

蛤蚧治劳嗽，牛蒡子疏风壅之痰

【译注】 蛤蚧善治劳嗽虚喘，牛蒡子善疏散风热，利咽消痰。

蛤蚧味咸性平，功能补肺益肾，纳气平喘，助阳益精。治肺虚咳嗽，肾虚作喘，虚劳喘咳；又治肾精不足，肾阳衰弱的阳痿。

牛蒡子味辛苦性寒，功能疏散风热，宣肺祛痰，透疹利咽，解毒消肿。治风热感冒，温病初起，麻疹不透，风疹瘙痒，痈肿疮毒，丹毒，痄腮喉痹。

【用量】 蛤蚧，5～10g；研末每次1～2g，日3次；浸酒服用

1～2对。牛蒡子，6～12g。

【用法】 蛤蚧，研末服，或入丸、散，或浸酒服。牛蒡子，水煎服。

【注意事项】 蛤蚧，非虚证而又有风寒痰饮者忌用。牛蒡子，风寒或实热咳喘忌服。

【配伍】 蛤蚧配人参，补肺肾，纳气平喘，治肺肾两虚、肾不纳气的虚喘久嗽；配人参、鹿茸，补肾助阳，治肾阳不足、精血亏虚的阳痿。

牛蒡子配金银花、连翘，疏散风热利咽，治风热感冒，咽喉肿痛；配荆芥、薄荷，疏风利咽，治咽喉肿痛；配薄荷、蝉蜕，疏风透疹，治麻疹不透；配大黄、芒硝，清热解毒，消肿利咽，治风热外袭、火毒内结的痈肿疮毒而大便秘结者；配玄参、板蓝根，清热解毒凉血，治瘟毒发颐、痄腮喉痹。

【附方】 1. 人参蛤蚧散（《卫生宝鉴》） 治病久体虚，咳嗽气喘，痰中带血，胸中烦热，或面目浮肿，脉象虚浮者。人参60g，蛤蚧1对，杏仁、炙甘草各150g，知母、桑白皮、茯苓、贝母各60g。为末，每服9g，冲服。

2. 牛蒡汤（《证治准绳》） 治伤风，咽喉肿痛及丹毒诸疮。牛蒡子、防风、荆芥穗各9g，大黄6g，薄荷、甘草各3g。水煎服。

3. 牛蒡解肌汤（《疡科心得集》） 治头面风热或颈项痰毒，风热牙痛。牛蒡子、薄荷、荆芥、山栀、丹皮、石斛、元参、夏枯草。水煎服。

全蝎主风瘫，酸枣仁去怔忡之病

【译注】 全蝎性善走窜，通络搜风，治风中经络麻木瘫痪；酸枣仁养心宁神，治心神不宁、心悸怔忡。

全蝎味辛性平，有毒。功能息风镇痉，攻毒散结，通络止痛。治中风痉挛抽搐，半身不遂、麻木瘫痪，破伤风证及小儿惊风抽搐，此外，还可用治疮疡肿毒，瘰疬结核，风湿顽痹，顽固性偏正头痛。

酸枣仁味甘酸性平，功能养心益肝，安神，敛汗，生津。善治心悸失眠，自汗盗汗及津液不足，口干等症。

【用量】全蝎，3～6g。酸枣仁，9～15g。

【用法】全蝎，水煎服；研末吞服，每次0.6～1g；外用适量。酸枣仁，水煎服；研末吞服，每次1.5～2g。

【注意事项】全蝎，本品有毒，用量不宜过大，孕妇慎用。酸枣仁，有实邪郁热者不宜使用。

【配伍】全蝎配蜈蚣，息风止痉，治痉挛抽搐；配羚羊角、钩藤，平肝息风止痉，治小儿急惊，高热神昏抽搐；配白僵蚕、白附子，息风止痉，治风中经络，口眼㖞斜；配栀子，攻毒散结，治疮疡肿毒，瘰疬结核；配川乌、白花蛇，搜风通络止痛，治风湿顽痹；配白僵蚕、川芎，祛风通络止痛，治偏正头痛。

酸枣仁配当归、何首乌，养心益肝安神，治心肝血虚的心悸失眠；配麦冬、地黄，补养心肾安神，治心肾不足、阴虚阳亢的心悸失眠；配五味子，收敛止汗，治体虚多汗。

【附方】1.《仁斋直指方》方 治风湿骨节挛痛，手足不举。全蝎、麝香共研细末，空心温酒送服。

2.《经验方》治小儿惊风方 全蝎1个（不去头尾），薄荷4叶（裹合，火上炙令薄荷焦），同研为末，作四服，汤下。大人风涎只一服。

3. 酸枣仁汤（《金匮要略》） 治虚劳虚烦不眠。酸枣仁15g，茯苓9g，知母6g，川芎、甘草各3g。水煎服。

4.《普济本事方》治睡中盗汗方 酸枣仁、人参、茯苓各等分。研末，米饮调下6g。

尝闻桑寄生益血安胎，且止腰痛

【译注】曾闻桑寄生养血安胎，且善治腰痛。本品味苦甘性平，功能祛风湿，补肝肾，强筋骨，安胎。治风湿痹痛，腰膝酸痛，尤善治腰背强痛，以及崩漏经多，妊娠漏血，胎动不安等症。

【用量】9～15g。

【用法】水煎服。

【配伍】桑寄生配独活、杜仲，补肝肾，强筋骨，祛风湿，治肝肾亏虚、风湿痹痛，腰膝酸痛；配阿胶、川续断，补肝肾，养血安胎，治肝肾亏虚、血不养胎所致胎漏下血，胎动不安。

【附方】 1. 独活寄生汤（《备急千金要方》） 治风寒湿痹，腰背强痛。独活9g，桑寄生、杜仲、牛膝、细辛、秦艽、茯苓、桂心、防风、芎䓖、人参、甘草、当归、芍药、干地黄各6g。水煎服。

2.《太平圣惠方》方 治妊娠胎动不安，心腹刺痛。桑寄生30g，艾叶15g，阿胶6g。水煎服。

【按】 桑寄生与五加皮均能补肝肾、强筋骨、祛风湿，同可用治肝肾亏虚，风湿痹痛，四肢拘挛。然桑寄生补肝肾，善治肝肾不足之痹痛，又能养血安胎，治胎漏下血、胎动不安；五加皮补肝肾、壮腰膝，善治肝肾不足，腰膝酸软，小儿骨迟又能利尿消肿，治水肿，小便不利。

大腹子去膨下气，亦令胃和

【译注】 大腹子即槟榔，能行气利水，善除胀满，又下气消积可使胃肠调畅。本品能下气和胃消食，治脘腹膨胀。其功能主治详见槟榔。

小草、远志俱有宁心之妙

【译注】 小草即远志的地上部分，功用与远志相同，均有宁心安神的功效，近人只用远志不用小草。远志味苦辛性温，能安神益智，常用治失眠多梦、心悸怔忡、健忘等症。此外，还有祛痰开窍、消散痈肿的功效，可治痰阻心窍，癫痫惊狂及咳嗽痰多，痈肿疮毒，乳房肿痛，喉痹。

【用量】 3～9g。

【用法】 水煎服。外用适量。

【注意事项】 有胃炎及溃疡病者慎用。

【配伍】 远志配茯神，宁心安神，治心神不宁，惊悸失眠；配半夏、天麻，祛痰开窍，治痰阻心窍，癫痫抽搐；配菖蒲、郁金，治癫狂发作；配杏仁、贝母，祛痰止咳，治咳嗽痰多。

【附方】 1. 远志饮（《证治准绳》） 治健忘心悸。远志、茯神、黄芪、人参、酸枣仁、当归各9g，肉桂、甘草各3g。水煎服。

2. 远志汤（《圣济总录》） 治久心痛。远志、菖蒲各30g。研末，每服9g，水煎去渣服。

木通、猪苓尤为利水之多

【译注】 木通、猪苓尤以利水消肿为多用。二药虽同为利水药，但其功用亦有差别。

木通味苦性寒有毒，能利尿通淋，清心火，并有通经下乳的作用。治热淋涩痛，水肿，口舌生疮，心烦尿赤及经闭、乳少等症。

猪苓味甘淡性平，功能利水渗湿。治水肿，小便不利，泄泻。无通利血脉之功，因此不能治经闭、乳少。

【用量】 木通，3～6g。猪苓，6～12g。

【用法】 水煎服。

【注意事项】 木通，不宜过量服或久服，孕妇忌服，内无湿热、津亏而精滑、尿频者忌用。猪苓，无水湿者忌服。

【配伍】 木通配萹蓄，利尿通淋，治膀胱湿热，小便淋漓涩痛；配猪苓、槟榔，利水消肿，治水肿，小便不利；配黄芪、王不留行，益气通乳，治产后乳汁不下；配红花、桃仁，活血通经，治血瘀经闭。

猪苓配茯苓，利水渗湿，治脾虚水肿，小便不利；配苍术、厚朴，燥湿止泻，治水湿泄泻；配泽泻、滑石，利水通淋，治阴虚有热，小便不利，淋浊。

【附方】 1. 木通散（《证治准绳》） 治湿脚气，遍身浮肿。木通、槟榔各6g，猪苓、赤苓、桑白皮、紫苏各9g。水煎服。

2. 木通汤（《圣济总录》） 治产后乳汁不下。木通、钟乳、栝蒌根、甘草各15g，漏芦30g。共研粗粉，每服9g，水煎服。

3. 猪苓汤（《伤寒论》） 治脉浮发热，渴欲饮水，小便不利。猪苓、茯苓、泽泻、滑石各9g，阿胶3g。水煎服。

4. 四苓散（《丹溪心法》） 治脾虚水肿，小便不利。茯苓、猪苓、泽泻、白术各等分。水煎服。

【按】 木通、通草名称不同，气味有别。但今之木通，古书称为"通草"；今之通草，古书称为"通脱木"，当知区别，不可混淆。此外，据报道，关木通60g水煎服，有致肾衰竭者，故用量不宜大。

木通药材品种，多而复杂，主要有关木通、川木通、木通和怀通四类。关木通为马兜铃科植物东北马兜铃的藤茎；川木通为毛茛科植物小木通、绣球藤等的藤茎；木通为木通科植物木通、三叶木通或白木通的藤茎；怀通为马兜铃科植物宝兴马兜铃的藤茎。关木通为我国东北地区习惯用药，历代本草未见记载。清光绪三十三年（1907 年）的《通化县志略》及 1957 年版的《辽宁药材》均称此为木通。《中华人民共和国药典》（1963 年版一部）以关木通之名予以收载。据考证，我国历代本草所载使用的木通则为木通科的木通，而非现在使用的关木通。关木通所含的马兜铃酸为有毒成分，关木通用量过大，可引起急性肾衰竭，甚至死亡。中毒症状为上腹不适，继而呕吐、头痛、胸闷、腹胀隐痛、腹泻，或面部浮肿、尿频、尿急、渐起周身浮肿，神志不清等。中毒主要原因为过量服用和久服。故必须严格按规定的用量用法使用。关木通能引起肾脏损害等不良反应，现临床已不再使用。

莲肉有清心醒脾之用

【译注】 莲肉又名莲子肉，有清心宁神、醒脾开胃的作用。本品味甘涩性平，功能益肾固精，补脾止泻，止带，养心安神。治遗精滑精，带下，脾虚泄泻，心悸，失眠等症。

【用量】 10 ~ 15g。

【用法】 水煎服，宜去心打碎用。

【注意事项】 有实热积滞者慎用。

【配伍】 莲子配芡实、龙骨，益肾固精，治肾虚遗精，遗尿；配党参、白术，健脾涩肠止泻，治脾虚食少，泄泻；配山药，补脾收涩止带，治带下病；配酸枣仁、远志，养心益肾，交通心肾，治心肾不交，虚烦失眠。

【附方】 1. 清心莲子饮（《太平惠民和剂局方》） 治心火上炎，湿热下盛，小便涩赤，淋浊崩带，遗精等。黄芩、麦门冬、地骨皮、车前子、甘草各9g，石莲肉、白茯苓、黄芪、人参各6g。水煎服。

2. 莲肉散（《奇效良方》） 治小便白浊、梦遗泄精。莲肉、益智仁、龙骨各等分。共为细末，每服6g，空心用清米饮调下。

【按】 莲子与芡实均味甘涩性平，均能益肾固精、健脾止泻、收敛止带，同可用治肾虚遗精，遗尿，脾虚久泻，带下病。然莲子又兼有清心安神的功效，治心悸，虚烦，失眠。

没药乃治疮散血之科

【译注】 没药善治疮痈瘀肿，为活血散血之品。本品味辛苦性平，功能活血止痛，消肿生肌，故为常用的外科药及跌打损伤药。用治跌打损伤，疮疡痈肿；又能调经，治气滞血瘀痛证如妇科经闭、痛经，心腹瘀痛等。

【用量】 3～10g。

【用法】 水煎服，宜炒去油用。外用适量，研末外敷。

【注意事项】 孕妇及无瘀滞者忌用；本品气浊味苦，易致恶心呕吐，故内服不宜多用；胃弱者慎用。

【配伍】 没药配乳香，活血止痛，消肿生肌，治外伤跌打损伤，疮疡痈肿，瘀血阻滞诸痛证；配延胡索，活血散瘀，行气止痛，治血瘀气滞心腹疼痛及经闭、痛经等；配羌活、秦艽，祛风湿，止痹痛，治风湿痹痛，肢体麻木。

【附方】 1. 海浮散（《疡医大全》） 治痈疽疮毒，腐去新生。乳香、没药各等分。火炙去油，研细膏外贴。

2. 没药散（《宣明论方》） 治一切心肚疼痛，不可忍者。没药、乳香各9g，川山甲15g，木鳖子12g。共为末，每服1.5～3g，酒煎送服。

3. 没药散（《银海精微》） 治漏眼脓血。没药、大黄、朴硝。共为末，每服9g，酒调下，茶调亦可。

【按】 没药与乳香味苦辛，均能活血止痛、消肿生肌，同可用治外伤跌打、疮疡痈肿及瘀血阻滞诸痛。两药常相须为用，然二者区别在于乳香偏于行气、伸筋，没药偏于散血化瘀。

郁李仁润肠宣水，去浮肿之疾

【译注】 郁李仁能润肠利水，可治疗浮肿的病症。本品味辛苦甘性平，功能润肠通便，利水消肿。治肠燥便秘，水肿胀满及脚气浮肿。

【用量】 6～12g。

【用法】 水煎服。宜打碎先煎。

【注意事项】 脾虚泄泻及孕妇慎用。

【配伍】 郁李仁配火麻仁，润肠通便，治大肠气滞，肠燥便秘；配桑白皮、赤小豆，利水消肿，治水肿胀满及脚气浮肿。

【附方】 1. 五仁丸（《世医得效方》） 治气血虚弱，津枯便秘。桃仁、杏仁、郁李仁、柏子仁、松子仁各等分。为丸服。

2. 郁李仁汤（《圣济总录》） 治水肿胸满气急。郁李仁、桑白皮、赤小豆各9g，陈橘皮6g，紫苏8g，白茅根12g。水煎服。

【按】 郁李仁与火麻仁两药均能润肠通便，用治肠燥便秘。然火麻仁润肠通便之中，又兼有滋养补虚作用，尤适应于老年人、产后及体虚津血不足的肠燥便秘证；郁李仁润肠通便作用类似于火麻仁，且润中兼可行大肠的气滞，多用于大肠气滞，肠燥便秘，又能利水消肿，治水肿胀满及脚气浮肿。

茯神宁心益智，除惊悸之疴

【译注】 茯神宁心益智，善除惊悸。本品有宁心安神的功效，治心神不安，惊悸失眠。

【用量】 9～15g。

【用法】 水煎服。

【附方】 1. 安神定志丸（《医学心悟》） 治惊恐不得卧，癫痫。茯苓、茯神、人参、远志各30g，石菖蒲、龙齿各15g。蜜丸，朱砂为衣，每服6g。

2. 茯神汤（《圣济总录》） 治虚劳烦躁不得眠。茯神、人参各6g，酸枣仁15g。水煎服。

白茯苓补虚劳，多在心脾之有眚

【译注】 白茯苓补虚劳，健脾渗湿，宁心安神，治病在心脾者。本品味甘淡性平，功能健脾助运，宁心安神，利水渗湿。治水肿腹胀，小便不利，泄泻淋浊，停痰留饮，心悸失眠，脾虚诸证。此外，又因能补心脾，故虚劳病常配用。

眚（shěng）：过也，灾也。这里作有病解。

【用量】 6～15g。

【用法】 水煎服。

【配伍】 白茯苓配猪苓、泽泻，利水渗湿，治各种水肿，小便不利；配车前子，利水通淋，治淋浊，小便不利；配人参、白术，健脾益气，治脾虚气弱，食少倦怠；配桂枝、白术，健脾化饮，治脾虚停饮；配山药、薏苡仁，健脾止泻，治脾虚湿泻；配远志、酸枣仁，健脾宁心安神，治心脾两虚，心悸失眠。

【附方】 1. 五苓散（《伤寒论》） 治太阳病表里未解，头痛发热，小便不利。茯苓、泽泻、猪苓、白术各9g，桂枝6g。水煎服。

2. 苓桂术甘汤（《金匮要略》） 治心下有痰饮，胸胁支满目眩。茯苓12g，桂枝、白术各9g，甘草6g。水煎服。

赤茯苓破结血，独利水道以无毒

【译注】 赤茯苓即茯苓之一种，无毒，破结血，功专淡渗，通利水道。本品味甘性平。色赤兼入血分，能破结，专利小便，泄膀胱湿热，为治水肿及小便不利的要药。

【用量】 9～15g。

【用法】 水煎服。

【注意事项】 虚寒滑精或气虚下陷者慎用。

【附方】 1. 茯苓汤（《鸡峰普济方》） 治小便白浊不利，时作痛。赤茯苓、沉香各30g。共为细末，每服6g，白汤送下。

2. 张真君茯苓丸（《三因极一病证方论》） 治心肾气虚，神志不守，小便淋沥或不禁，以及遗泄白浊。赤茯苓、白茯苓各等分。共为细末，地黄汁熬膏为丸服。

因知麦芽有助脾化食之功

【译注】 应该知道麦芽有助脾开胃、化食消积的功效。本品味甘性平，功能消食健胃，回乳消胀。常用治米面薯芋食滞及断乳乳房胀痛。此外，兼能疏肝解郁，治肝气郁滞或肝胃不和之胁痛。

【用量】 10～15g。大剂量30～120g。回乳宜用大剂量。

【用法】 水煎服。生麦芽功偏消食健胃，炒用多用于回乳消胀。

【注意事项】 哺乳期妇女不宜使用。

【配伍】 麦芽配山楂、神曲，消食健胃，治食积停滞，脘腹胀满；配陈皮、白术，健脾消食，治脾虚食少；配青皮、香附，疏肝解郁，治肝气郁滞或肝胃不和的胁痛及脘腹胀痛。

【附方】《本草纲目》方　快膈进食。麦芽120g，神曲60g，白术、橘皮各30g。为末，蒸饼丸梧子大。每人参汤下30~50丸。

小麦有止汗养心之力

【译注】　小麦有止汗养心的作用。本品味甘性微寒，有养心除烦的功效。可治心神不宁，烦躁失眠及妇人精神失常，悲伤哭泣的"脏躁"。止汗用浮小麦，有固表止汗、益气除热的功效，用治自汗、盗汗及骨蒸劳热。

【用量】　小麦30~60g；浮小麦15~30g；研末服3~5g。

【用法】　水煎服。

【注意事项】　浮小麦，表邪汗出者忌用。

【附方】　1. 甘麦大枣汤（《金匮要略》）　治妇人脏躁，喜悲伤欲哭，数欠伸。甘草9g，小麦30g，大枣6g。水煎服。

2.《卫生宝鉴》治盗汗及虚汗不止方　浮小麦，文武火炒令焦，为末。每服6g，米饮汤调下，频服为佳。

白附子去面风之游走

【译注】　白附子又名禹白附，善散头面部游走不定的风邪。本品味辛甘性温，有毒，功能燥湿化痰，祛风止痉，止痛，解毒散结。善散头面游走不定的风邪。可治中风痰壅，口眼㖞斜，惊风癫痫，破伤风，痰厥头痛，眩晕及瘰疬痰核、毒蛇咬伤。

【用量】　3~5g。

【用法】　水煎服。研末服0.5~1g。宜炮制后用。外用适量。

【注意事项】　阴虚血虚动风或热盛动风者，孕妇均不宜用。

【配伍】　白附子配全蝎、僵蚕，祛风止痉，治中风口眼㖞斜；配半夏、天南星，祛风止痉，治风痰壅盛的惊风，癫痫；配防风、天麻，治破伤风；配川芎、白芷，祛风止痛，治偏正头痛；配川乌、草乌，祛风湿，止痹痛，治风湿痹痛，关节屈伸不利。

【附方】　牵正散（《杨氏家藏方》）　治中风口眼㖞斜，半身不遂。白附子、全蝎、僵蚕各等分，研末，每服3g，热酒送下。

【按】　白附子素有关白附与禹白附之分。关白附为毛莨科植物黄花乌头的块根，有大毒。药性燥烈，功偏祛寒湿、止疼痛，适用于中风偏正头痛，风寒湿痹，中风口眼喎斜等；禹白附为天南星科植物独角莲的块茎，主以祛风痰、息风止痉，适用于破伤风证及中风口眼喎斜，半身不遂，而且善祛头面部风痰实邪。

大腹皮治水肿之泛溢

【译注】 大腹皮善治水肿之泛溢肌肤。本品味辛性微温，功能行气宽中，利水消肿。常用治胃肠气滞，脘腹胀闷，大便不爽及水肿胀满，脚气浮肿，小便不利等。

【用量】 4.5~9g。

【用法】 水煎服。

【注意事项】 气虚体弱者慎服。

【配伍】 大腹皮配茯苓皮、五加皮，利水消肿，治水肿，脚气肿满；配山楂、枳实，消食导滞，治食积气滞，脘腹痞胀；配藿香、厚朴，理气化湿和中，治气滞湿阻的脘腹胀痛。

【附方】 1. 五皮饮（《澹寮方》） 治头面肢体浮肿，腹部胀满，上气喘急，小便不利。桑白皮、陈皮、生姜皮、大腹皮、赤茯苓皮各等分。为末，每服9g，水煎服。

2.《太平圣惠方》方 治脚气，肿满腹胀，大小便秘涩。大腹皮、槟榔、郁李仁各30g，木通、桑白皮、牵牛子各60g，木香15g。共为细末，每服12g，加生姜、葱白，水煎服。

椿根白皮主泻血

【译注】 椿根白皮以止泻、止血为主，善治久泻、久痢，便血、血痢，崩漏下血。本品味苦涩性寒，是一种收涩固肠药，能止泻止血，因此对便血、血痢久不止，以及妇女崩漏经多等症均可应用。此外，又有清热燥湿，收敛止带，杀虫功效，治赤白带下，湿热泄痢，蛔虫腹痛，疥癣瘙痒等。

【用量】 6~9g。

【用法】 水煎服。

【注意事项】 脾胃虚寒者慎用。

【配伍】 椿根白皮配地榆，清热燥湿，收涩止泻，治久泻久痢；

配黄柏，清热燥湿，收敛止带，治湿热下注，赤白带下；配鸡冠花，收敛止血，治便血体虚者。

【附方】 1. 诃黎勒丸（《脾胃论》） 治休息痢，昼夜无度，腥臭不可近，脐腹撮痛，诸药不效。诃子15g，椿根白皮30g，母丁香30个。共为细末，醋面糊丸如梧桐子大。每服50丸，陈米饭汤入醋少许送下。

2.《丹溪心法》方　治湿气下痢，大便血，白带，去脾胃陈积之疾。椿根皮120g，滑石60g。研末，粥糊为丸桐子大，空心白汤调下50丸。

【按】 椿（香椿）、樗（臭椿）为两种不同科属的植物，在历代本草中常合并叙述，两者功用大体相同，李时珍称："椿皮色赤而香，樗皮色白而臭……盖椿皮入血分而性涩，樗皮入气分而性利……"故凡血分受病而崩漏、下血者，宜用椿白皮；气分受病而湿热偏盛之带下、泻痢者，宜用樗白皮。现商品也多将椿皮、樗皮统称为"椿白皮"或"椿根皮"。

桑根白皮主喘息

【译注】 桑根白皮又名桑白皮，治肺热壅盛，咳嗽喘息。本品味甘性寒，功能泻肺平喘，利水消肿。善清泻肺火兼泻肺中水气而平喘，治肺热咳喘及水肿等症。

【用量】 5～15g。

【用法】 水煎服。泻肺利水宜生用；肺虚咳嗽宜蜜炙用。

【注意事项】 肺虚无火及风寒咳嗽忌服。

【配伍】 桑白皮配地骨皮，泻肺清热平喘，治肺热咳喘；配麻黄、葶苈子，宣肺逐饮，治水饮停肺，胀满喘急；配人参、五味子，补肺平喘，治肺虚有热，咳嗽气喘；配茯苓皮、大腹皮，利水消肿，治全身浮肿，小便不利。

【附方】 1. 泻白散（《小儿药证直诀》） 治小儿肺盛，气急咳嗽。桑白皮、地骨皮各9g，粳米6g，甘草3g。水煎服。

2.《本草汇言》方　治水饮停肺，胀满喘急。桑白皮6g，麻黄、桂枝、杏仁、干姜各5g，细辛3g。水煎服。

桃仁破瘀血兼治腰痛

【译注】 桃仁苦降破泄，破血散瘀，兼治瘀血阻滞的腰痛。本品味苦甘性平，有小毒，为行血破瘀的常用药，有活血祛瘀、润肠通便、止咳平喘的功效。治瘀血阻滞的经行腹痛、经闭癥瘕，跌打损伤的瘀血作痛，以及血滞的腹痛胁痛。腰痛是由血瘀而引起者可用，如属肾虚者则不宜用。此外，还可用治肠燥便秘，肺痈肠痈及咳嗽气喘。

【用量】 5～10g。

【用法】 水煎服，宜捣碎入煎。

【注意事项】 孕妇忌服；便溏者慎用。本品有毒，不可过量，过量可出现头痛、目眩、心悸，甚至呼吸衰竭而死亡。

【配伍】 桃仁配红花，活血祛瘀通经，治血瘀经闭、痛经；配川芎、炮姜，养血活血止痛，治产后瘀滞腹痛；配大黄，破血逐瘀，治瘀血阻滞，经闭癥瘕；配当归、麻仁，润肠通便，治肠燥便秘；配苇茎，活血消痈，治肺痈；配大黄、丹皮，清热解毒活血消痈，治肠痈；配杏仁，止咳平喘，治咳嗽气喘。

【附方】 1. 桃仁承气汤（《伤寒论》） 治太阳病不解，热结膀胱，其人如狂，少腹急结。桃仁、桂枝、甘草、芒硝各6g，大黄12g。水煎服。

2. 桃仁散（《杨氏家藏方》） 治妇人室女，血闭不通，五心烦热。桃仁、红花、当归、杜牛膝等分为末。每服9g，温酒调下，空心食前服。

3. 桃仁汤（《瘟疫论》） 治热邪干于血分，溺血蓄血者。桃仁9g，丹皮、当归、赤芍各3g，阿胶6g，滑石15g。水煎服。

神曲健脾胃而进饮食

【译注】 神曲健脾开胃，消积化滞，增进食欲。本品味甘辛性温，是一种发酵而成的加工品，为常用的消食药。功能消食和胃。治饮食积滞不化，脘腹胀满，食少纳呆，肠鸣腹泻等症。尤善治外感表证兼食滞证。

【用量】 6～15g。

【用法】 水煎服。消食宜炒焦用。

【配伍】 神曲配白术，健脾益气，消食和胃，治脾虚食滞，消化不良；配枳壳，消食开胃，治气滞食郁的脘腹痞满；配槟榔，消积除胀，治小儿食积痞满腹胀；配木香、山楂，行气消积，治食滞脘腹胀满，肠鸣腹泻。

【附方】 1. 保和丸（《丹溪心法》） 治食积停滞，脘腹胀满，腹痛泻痢。山楂180g，神曲60g，半夏、茯苓90g，陈皮、连翘、莱菔子各30g。共为末，糊丸，每服6～9g。

2. 曲术丸（《太平惠民和剂局方》） 治时暑暴泻及饮食所伤，胸膈痞闷。神曲、苍术各等分。为末，面糊为丸，如梧桐子大。每服30丸，不拘时，米饮吞下。

【按】 神曲另有一个品种称建曲，又名泉州神曲、范志曲，为麦粉、麸皮、荆芥、防风、厚朴等数十种药物经发酵而成。消食化积功效与神曲相似，并有理气化湿、健脾和中的功效，还可用治暑湿泄泻、呕吐不食。

五加皮坚筋骨以立行

【译注】 五加皮补益肝肾，强健筋骨以助站立行走。本品味辛苦性温，有祛风湿、补肝肾、强筋骨的功效。能治疗风湿痹证，筋骨痿软，小儿行迟，体虚乏力等症。此外，还有利水作用，还可用治水肿、脚气。

【用量】 4.5～9g。

【用法】 水煎服。

【注意事项】 阴虚火旺者慎服。

【配伍】 五加皮配桑寄生，补肝肾，强筋骨，祛风湿，治肝肾不足的风湿痹痛及肝肾不足的腰膝软弱等；配木瓜、松节，祛风湿，止痹痛，治风湿痹痛，筋脉拘挛；配茯苓皮、大腹皮，利尿消肿，治水肿，小便不利。

【附方】 1. 五加皮酒（《太平圣惠方》） 治肝肾不足，腰膝时痛及瘫痪拘挛等症。五加皮、熟地黄、丹参、杜仲、蛇床子、干姜、地骨皮、天门冬、钟乳石各15g，绢包浸酒，二天后滤去渣，加冰糖，每服一杯，食前服。

2. 五加皮丸（《卫生家宝》） 治腰痛。五加皮、杜仲各等分为末，酒糊丸，如梧桐子大。每服30丸，温酒下。

【按】 五加皮与桑寄生均能祛风湿、补肝肾、强筋骨，均可用治肝肾不足的腰膝酸软及风湿痹痛，四肢拘挛。然五加皮又能利尿，用治水肿、小便不利；桑寄生又兼补肝肾、养血安胎之功，用治胎漏下血，胎动不安。

柏子仁养心神而有益

【译注】 柏子仁质润滋养，有很好的养心安神作用。本品味甘性平，功能养心安神，润肠通便。治阴血不足，心神失养的心悸怔忡，虚烦失眠及老年、虚人肠燥便秘。此外，有滋补阴液作用，用治阴虚盗汗、小儿惊痫等。

【用量】 3~9g。

【用法】 水煎服。大便溏者，宜用柏子仁霜代柏子仁。

【注意事项】 便溏及多痰者慎用。

【配伍】 柏子仁配酸枣仁，养血安神，治心虚血少的心悸失眠；配五味子、人参，养心安神，治心阴虚及心肾不交的心悸失眠；配麦门冬、熟地黄，养阴安神，治心肾不交的心悸，失眠多梦；配火麻仁、郁李仁，润肠通便，治肠燥便秘。

【附方】 1. 柏子仁丸（《普济本事方》） 养心安神止汗。柏子仁、半夏曲各60g，牡蛎、人参、白术、麻黄根、五味子各30g，净麸15g。共研末，枣肉为丸，如梧桐子大。空心米饮下30~50丸，日2服。

2.《本草衍义》治老人虚秘方 柏子仁、大麻子仁、松子仁各等分。同研，熔白蜡丸桐子大。以少黄丹汤服20~30丸，食前。

【按】 柏子仁与酸枣仁均能养心安神，同可用治心悸失眠。然柏子仁重在养心阴，用治阴血不足、心神失养的心悸失眠，又兼润肠通便之功，用治肠燥便秘；酸枣仁养心、肝之血而安神，主要用治心肝血虚之心悸失眠，又兼能收敛止汗，用治体虚多汗。

抑又闻安息香辟恶，且止心腹之痛

【译注】 又听说安息香芳香辟除秽恶邪气，而且善止心腹疼痛。本品味辛苦性平，气香，是芳香开窍药，能开窍辟秽，行气血。治

由秽恶邪气所致的心腹作痛、惊痫、卒中暴厥、产后血晕等症。

【用量】 0.3～1.5g。

【用法】 水煎服。多入丸散剂。

【注意事项】 阴虚火旺者慎服。

【配伍】 安息香配苏合香，辟恶开窍，治卒中昏厥，牙关紧闭；配五灵脂，行气活血，治产后血晕。

【附方】 1. 安息香丸（《全幼心鉴》） 治小儿肚痛，曲脚而啼。安息香、沉香、木香、丁香、藿香、八角茴香各9g，香附子、缩砂仁、炙甘草各15g，为末，以膏和炼蜜丸，芡子大。每服3g，紫苏汤送下。

2.《方脉正宗》方 治大人小儿卒中风，恶气。安息香3g，鬼臼6g，犀角（水牛角代）2.4g，牛黄1.5g，丹砂、乳香、雄黄各3.6g。共研极细末，石菖蒲、生姜各3g，泡汤调服1.5g。

3.《本草汇言》方 治妇人产后血晕，血胀，口噤垂死者。安息香3g，五灵脂15g。共研匀，每服3g，姜汤调下。

【按】 安息香与麝香、苏合香均能开窍，常用治猝然昏厥、牙关紧闭、不省人事等症。然麝香作用最强，为醒神回苏的要药，又有活血通经、止痛、催产的功效；苏合香也为温开之品，开窍醒神作用不及麝香，又兼辟秽止痛之功，用治胸腹冷痛、满闷等症；安息香开窍之功与苏合香相近，兼可行气活血，也可用治心腹疼痛及产后血晕。

冬瓜仁醒脾，实为饮食之资

【译注】 冬瓜仁醒脾开胃，增进食欲；亦可为饮食的补充，为药食两用之物，是常用的干果类营养食品。《中药学》认为本品味甘性微寒，功能清肺化痰，利湿排脓。治肺热咳嗽、肺痈、肠痈、带下、白浊等症。

【用量】 10～15g。

【用法】 水煎服。

【附方】 1.《摘元方》方 治消渴不止，小便多。干冬瓜子、麦门冬、黄连各6g。水煎服。

2.《救急易方》方 治男子白浊，女子白带。陈冬瓜仁炒为末。

每空心米饮服15g。

僵蚕治诸风之喉闭

【译注】 僵蚕散风热，息内风，可治中风喉闭失音、风热咽痛声哑等症。本品味咸辛性平，功能息风止痉，祛风止痛，化痰散结。治惊痫抽搐，风中经络，口眼㖞斜，风热头痛，目赤咽痛，风疹瘙痒及痰核瘰疬。

【用量】 5～9g。

【用法】 水煎服。研末吞服，每次1～1.5g。

【注意事项】 凡病非痰热所引起者不宜使用。

【配伍】 僵蚕配全蝎、牛黄，清热化痰，息风止痉，治小儿痰热急惊；配全蝎、蜈蚣，息风止痉，治破伤风；配白附子，祛风止痉，治风中经络，口眼㖞斜；配桑叶、荆芥，疏风清热，治肝经风热，头痛目赤；配桔梗，清热利咽，治咽喉肿痛，声音嘶哑；配蝉蜕，祛风止痒，治风疹瘙痒；配夏枯草、牡蛎，软坚散结，治痰核瘰疬。

【附方】 1. 如圣散（《博济方》） 治急喉风痹。白僵蚕、天南星，生晒研末，生姜汁调灌。

2.《中藏经》方 治喉闭牙关不开者。白僵蚕，微炒为末，生姜自然汁调下3g。

3. 牵正散（《杨氏家藏方》） 治中风口眼㖞斜。方见白附子条下。

【按】 僵蚕与地龙均能息风止痉，同可用治惊痫抽搐。然地龙清热定惊，以治温热病热极生风神昏谵语、痉挛抽搐为宜，又兼有通络、平喘、利尿的功效；僵蚕祛风解痉化痰，以治惊风、癫痫夹有痰热者用之为宜，又有祛风化痰、散结止痛之效。

百合敛肺痨之嗽萎

【译注】 百合养阴润肺敛肺，善治肺痨干咳及肺萎咳嗽。本品味甘性微寒，具有养阴润肺、清心安神的功效。治阴虚燥咳，劳嗽咳血，阴虚有热之失眠、心悸及百合病心肺阴虚内热证。

【用量】 6～12g。

【用法】 水煎服。蜜炙可增强润肺作用。

【注意事项】 风寒咳嗽、中寒便滑者忌服。

【配伍】 百合配款冬花，养阴润燥止咳，治燥热咳嗽，痰中带血；配生地黄、玄参，养阴润肺止咳，治肺虚久咳，劳嗽咯血；配知母、生地黄，清心安神，治热病余热未清，虚烦惊悸，失眠多梦。

【附方】 1. 百合固金汤（《医方集解》） 治肺肾阴亏，虚火上炎致咽喉燥痛，咳嗽气喘，痰中带血。生地黄6g，熟地黄9g，贝母、百合、玄参、当归、芍药、甘草、桔梗各3g，麦门冬5g。水煎服。

2. 百花膏（《济生方》） 治咳嗽不已，或痰中有血。款冬花、百合各等分，共研细末，如龙眼大。每服1丸，食后临卧细嚼，姜汤咽下，噙化尤佳。

赤小豆解热毒，疮肿宜用

【译注】 赤小豆清解热毒，排脓消肿，治疗疮疡痈肿宜选用。本品味甘酸性平，不仅有解热毒的作用，同时能利水除湿，行血消肿。治热毒疮肿和水肿、脚气、湿热黄疸等症。

【用量】 10～30g。

【用法】 水煎服。外用：生研调敷。

【配伍】 赤小豆配麻黄、连翘，清热利水解毒，治湿热黄疸轻证；配白茅根，利水消肿，治腹部水肿；配商陆，逐水退肿，治水肿胀满；配薏苡仁，清热解毒消痈，治肠痈、肠痔。

【附方】 1. 赤小豆当归散（《金匮要略》） 治肛门肿痛，化脓或便前下血。赤小豆、当归。研末，浆水调服。

2. 赤豆薏苡汤（《疡科捷径》） 治大小肠痈，湿热气滞瘀凝所致。赤小豆、薏苡仁、防己、甘草。煎汤服。

3.《梅师集验方》方 治水肿坐卧不得，头面身体悉肿。桑枝烧灰与赤小豆同煮，空心食令饱，饥即食，不得吃饭。

枇杷叶下逆气，哕呕可医

【译注】 枇杷叶善降逆气，治胃气上逆的哕呕。本品味苦性微寒，功能降逆止呕。治胃气不和，气逆上升的呕吐，哕逆。又能清肺止咳，治肺热咳嗽，气逆喘急。善清降肺气。

【用量】 5～10g。

【用法】 水煎服。宜去毛包煎。止咳宜炙用，止呕宜生用。

【配伍】 枇杷叶配前胡、杏仁，肃降肺气，化痰止咳，治肺热咳嗽；配阿胶、百合，养阴润肠止咳，治肺虚久咳；配橘皮、竹茹，清胃降逆止呕，治胃热呕逆；配芦根，清胃止渴，治热病口渴及消渴；配白茅根，清热凉血止呕，治热病呕吐、吐血。

【附方】 1. 枇杷叶汤（《圣济总录》） 治哕逆不止，饮食不入。枇杷叶12g，陈橘皮15g，甘草9g。共为粗末，每服9g，加生姜、大枣，水煎服。

2.《滇南本草》方 治咳嗽，喉中有痰声。枇杷叶15g，川贝母5g，杏仁、广陈皮各6g。共为末，每服3~6g，开水送下。

【按】 枇杷叶与马兜铃均能清肺化痰止咳，同可用治肺热咳喘。枇杷叶又能降逆止呕，清胃止渴，又可用治胃热呕吐，哕逆及热病口渴、消渴；马兜铃又可清肠消肿，治痔疮肿痛。

连翘排疮脓与肿毒

【译注】 连翘解热毒，散痈结，排疮脓，为治疮疡痈肿要药。本品味苦性微寒，功能清热解毒，消肿散结，有"疮家圣药"之称。用于痈肿疮毒、瘰疬痰核等。此外，还能疏散风热，清心利尿。治外感风热，温病初起及热淋涩痛等。

【用量】 6~15g。

【用法】 水煎服。

【注意事项】 脾胃虚寒及气虚脓清者不宜使用。

【配伍】 连翘配金银花，清热解毒，疏散风热，治痈肿疮毒及外感风热，温病初起；配夏枯草，消痈散结，治瘰疬痰核；配玄参、牡丹皮，清热凉血，治热入营血，舌绛神昏；配麦冬心、莲子心，清心泻火，治热入心包，高热神昏；配竹叶、白茅根，清心利尿，治热淋涩痛。

【附方】 1. 银翘散（《温病条辨》） 治温病初起，发热头痛，口渴咳嗽，咽痛。连翘、银花各30g，桔梗、薄荷、牛蒡子各18g，竹叶、荆芥穗各12g，甘草、淡豆豉各15g。共为散，每服18g，鲜芦根煎汤服。

2. 连翘双黄膏（《中药临床应用》） 治疖肿初起。连翘、黄柏、黄芩、五味子各15g，冰片1.5g。共研细末，加凡士林60g调匀，制成软膏外用。

【按】 连翘与金银花均具清热解毒、疏散风热的作用，同可用治痈肿疮毒及外感风热，温病初起，常相须为用。然金银花偏散表热，甘寒而不伤胃，炒用又能凉血止痢，治热毒血痢，此外还可清热解暑，治暑热烦渴、咽喉肿痛及小儿热疮等；连翘清心泻火力强，又具散结消痈之功，治瘰疬痰核，又有"疮家圣药"之称，又可通淋，治热淋涩痛。

石南叶利筋骨与毛皮
【译注】 石南叶功善通利并强健筋骨，疏散皮毛之风邪。本品味辛苦性平，有毒，功能通利筋骨，祛除皮毛的风邪。适用于风湿痹痛，肾虚脚弱，风疹等。但此品有毒，一般少用。

【用量】 3～9g。

【用法】 水煎服，或入丸散剂。

【注意事项】 阴虚火旺者忌服。

【附方】 石南丸（《圣济总录》） 治脚膝拳痹，去风湿，活血脉，益元气。石南、白术、牛膝、防风、天麻、枸杞、黄芪各60g，桂、鹿茸各45g，木瓜1枚。捣膏和药末，为丸，如梧桐子大，每服30～50丸，空心温酒下，盐汤亦可。

谷芽养脾，阿魏除邪气而破积
【译注】 谷芽善消食和中、养胃健脾。阿魏善除邪气，破积块。谷芽味甘性温。生用健脾养胃，炒用开胃消食。

阿魏味辛性温，气特臭，能化癥散痞，消积，杀虫。用治肉食停滞及腹中痞块，瘀血癥瘕。

【用量】 谷芽，9～15g。阿魏，1～1.5g。

【用法】 谷芽，水煎服。阿魏，宜入丸、散、膏剂用。

【注意事项】 阿魏，脾胃虚弱及孕妇不宜用。

【配伍】 谷芽配白术，健脾消食，治脾胃虚弱消化不良，饮食乏味；配神曲，消食和胃，治食积气滞，脘腹胀满。

阿魏配山楂，消化积滞，治肉食停滞，胃呆不纳；配乳香、没药，消痞散癥，治腹中痞块，瘀血癥瘕。

【附方】1. 谷神丸（《澹寮方》）启脾进食。谷芽120g，为末，入姜汁、盐少许，和作饼，焙干；入炙甘草、砂仁、白术各30g。为末，白汤点服之，或丸服。

2.《何日中手集》方　治一切痞块癥瘕，食饮血气成积者。阿魏15g，白芥子120g，白术90g，三棱、莪术各60g。后4味俱炒燥，研为细末，以阿魏热酒溶化和为丸。每早晚各服6g，白汤下。

紫河车补血，大枣和药性以开脾

【译注】紫河车为血肉有情之品，功善大补精、气、血；大枣甘温和缓，调和药性，又能补益脾气。

紫河车味甘咸性温，有补气血的功能，治诸虚劳损，如吐血、咯血、喘咳、骨蒸等症。此外，又能温肾益精，治肾气不足、精血亏虚的阳痿遗精，腰酸，头晕耳鸣，肺肾虚喘及气血不足诸证如面色萎黄、产后乳少等。

大枣味甘性温，可药食两用，为补脾良药，并能缓和药性，如十枣汤内的大枣，就是用来缓和甘遂、大戟、芫花的峻利。此外，又有补中益气，养血安神，治脾虚食少及脏躁，失眠等。

【用量】紫河车，1.5～3g。大枣，6～15g。

【用法】紫河车，研末或装胶囊吞服。大枣，劈破煎服，亦可去皮核捣烂为丸服。

【配伍】紫河车配人参、鹿茸，温肾补精养血，治肾气不足、精血亏虚的不孕、阳痿；配蛤蚧、胡桃肉，补肾纳气平喘，治肺肾两虚的喘嗽；配当归、黄芪，益气养血，治气血不足，萎黄消瘦，产后乳少。

大枣配白术，补中益气，治脾虚便溏，食少乏力；配阿胶，养血补血，治血虚萎黄；配生姜，调和营卫，治营卫不调；配甘遂、大戟，缓解其峻下与毒性。

【附方】1. 河车丸（《妇人大全良方》）治劳瘵虚损，骨蒸等症。紫河车1具，白茯苓15g，人参30g，干山药60g。上为末，面糊和入河车，加3味，丸梧子大。每服30～50丸，空心米饮下；嗽甚，五味子汤下。

2. 十枣汤（《金匮要略》） 治悬饮支饮或水肿喘急，大小便不通。大枣10枚，甘遂、大戟、芫花各等分。大枣煎汤，三味捣为散，每服0.3～0.9g，每日1次，清晨空腹服，大枣汤调服。

然而鳖甲治劳疟，兼破癥瘕

【译注】 鳖甲滋阴退虚热，治疗劳热、久疟，兼能破除癥瘕。本品味甘咸性寒，有益阴除热之功能，疟久必伤阴，因此能治劳疟。又能软坚散结，破瘀血，退热除蒸，滋阴潜阳，所以能治由瘀血凝结的癥块，疟母及阴虚发热，阴虚风动等。

【用量】 9～24g。

【用法】 水煎服，宜先煎。

【注意事项】 孕妇慎用。

【配伍】 鳖甲配青蒿、地骨皮，滋阴清热，凉血退蒸，治阴虚发热，骨蒸劳热；配生地黄、菊花，滋阴潜阳，治阴虚阳亢，头晕目眩；配龟甲、牡蛎，滋阴潜阳，治热病伤阴，阴虚风动，手足蠕动；配三棱、䗪虫，破血散结消癥，治癥瘕积聚、疟母。

【附方】 1. 鳖甲煎丸（《金匮要略》） 治疟母。鳖甲、射干、黄芩、鼠妇（即地虱）、干姜、大黄、桂枝、石韦、厚朴、紫葳、阿胶、柴胡、蜣螂、芍药、牡丹皮、䗪虫、瞿麦、桃仁、半夏、人参、葶苈子、蜂房、赤硝，为丸服。

2. 鳖甲地黄汤（《世医得效方》） 治五心烦热，心悸怔忡及妇人干血痨，身体羸瘦，饮食不为肌肉，月经久闭。柴胡、酒当归、麦门冬、醋炙鳖甲、石斛、白术、熟地黄、茯苓、秦艽各30g，人参、肉桂、炙甘草各15g。为粗末，每服12g，加生姜5片，乌梅少许，水煎服。

龟甲坚筋骨，更疗崩疾

【译注】 龟甲滋补肝肾，强健筋骨，并能止血，善治崩漏诸疾。本品味甘性寒，有滋阴潜阳，益肾强骨，养血补心的功能。治阴虚阳亢、阴虚内热、阴虚风动、肾虚骨痿，囟门不合，阴虚血热，冲任不固的崩漏、月经过多及阴血亏虚惊悸，失眠，健忘等症。

【用量】 9～24g。

【用法】 水煎服，宜先煎。

【注意事项】 孕妇或胃有寒湿者忌服。

【配伍】 龟甲配鳖甲，滋阴潜阳，息风镇痉，治热病伤阴，虚风内动，手足瘛疭，痿软乏力及阴虚阳亢之头晕耳鸣；配知母、黄柏，滋阴退蒸，治阴虚内热，骨蒸盗汗；配熟地黄、牛膝，益肾健骨，治肾虚筋骨痿软；配龙骨、远志，养血补心宁神，治心虚惊悸，失眠，健忘。

【附方】 1. 大补阴丸（《丹溪心法》） 治阴虚火旺，骨蒸劳热。黄柏、知母各120g，熟地黄、龟甲各180g。为末，猪脊髓蒸熟，炼蜜为小丸，早晚吞服6～9g。

2. 龟柏姜栀丸（《医学入门》） 治赤白带下，或时腹痛。龟甲90g，黄柏30g，干姜3g，栀子8g。共为末，酒糊为丸，白汤调下。

3. 孔圣枕中丹（《备急千金要方》） 治心血虚弱，精神恍惚，心神不安，健忘失眠。龟甲、龙骨、远志、菖蒲各等分。为末，或蜜丸，每服9g，黄酒送服。

【按】 龟甲与鳖甲均可滋阴潜阳、清退虚热，同可用治阴虚阳亢、阴虚风动及阴虚发热。然龟甲滋阴力强，鳖甲退热功胜。龟甲又有益肾健骨、固经止血、养血补心的作用，治肾虚骨痿，小儿囟门不合，阴虚血热，冲任不固的崩漏，月经过多及心虚惊悸，失眠，健忘；鳖甲又有软坚散结的作用，治癥瘕积聚，经闭及久疟、疟母等。

乌梅主便血疟痢之用

【译注】 乌梅为清凉收涩之品，治便血、久疟、久痢多选用。本品味酸涩性平，为固涩药，功能涩肠止泻。用于久泻久痢，便血，疟疾日久不止，但疟痢初起有表证的不用。此外，本品又有敛肺止咳、安蛔止痛、生津止渴、止血的功效，治肺虚久咳，蛔厥腹痛，呕吐，虚热消渴及崩漏下血等症。

【用量】 3～10g，大剂量可用至30g。

【用法】 水煎服。外用适量，捣烂或炒炭研末外敷。止泻止血宜炒炭用。

【注意事项】 外有表邪或内有实热积滞者均不宜服。

【配伍】 乌梅配罂粟壳、诃子，涩肠止泻，治久泻久痢；配杏仁，敛肺止咳，治肺虚久咳或干咳少痰；配五味子，敛肺止咳，涩肠止泻，治久咳、久泻；配黄连、细辛，安蛔止痛，和胃止呕，治蛔虫引起的腹痛、呕吐、四肢厥冷的蛔厥病证；配天花粉、麦冬，生津止渴，治虚热消渴。

【附方】 1. 乌梅丸（《伤寒论》） 治伤寒蛔厥及久痢。乌梅300枚，细辛、熟附子、桂枝、黄柏、党参各180g，干姜300g，当归、蜀椒120g，黄连480g。乌梅用50%醋浸一宿，去核打烂，和余药打匀，烘干或晒干，研成末，加蜜制丸，每服9g，日1～3次，空腹温开水送下。

2.《肘后备急方》方 治久痢不止，肠垢已出。乌梅肉20个。水煎服。

3.《妇人大全良方》治妇人血崩方 乌梅烧灰，为末，以乌梅汤调下。

【按】 乌梅与诃子均具涩肠止泻、敛肺止咳的功效，同可用治久泻久痢，脱肛及肺虚久咳。然乌梅又有安蛔止痛、生津止渴、止血的作用，治蛔厥腹痛，虚热消渴及崩漏下血；诃子又有利咽开音之功，治肺虚久咳失声。

竹沥治中风声音之失

【译注】 竹沥豁痰开窍，治疗痰热内壅，蒙蔽清窍，中风口噤，喉间痰鸣，不能言语。本品味甘性寒，功能清热豁痰，定惊利窍，能治由痰热所引起的中风口噤不能语言及小儿高热惊风等症。此外，也可用治痰热喘咳，痰稠难咳者。

【用量】 30～50g。

【用法】 冲服。

【注意事项】 中风属虚寒者，以及寒痰、便溏者忌用。

【配伍】 竹沥配半夏、黄芩，清热化痰，治痰热咳喘，痰稠难咳，顽痰胶结；配生姜汁，开窍祛痰，治中风口噤；配胆南星、牛黄，清热化痰开窍，治小儿惊风，中风痰迷。

【附方】 1. 竹沥汤（《备急千金要方》） 治风痱四肢不收，心神恍惚，不知人，不能言。竹沥汁、生姜汁、生葛汁和匀温服。

2. 竹沥达痰丸（《杂病源流犀烛》） 治痰涎凝聚成积，结在胸膈，吐咳不出，咽喉至胃脘狭窄难咽、疼痛、目眩头旋等。姜半夏、陈皮、炒白术、酒大黄、茯苓、酒黄芩各60g，炙甘草、人参各45g，青礞石、焰硝各30g，沉香15g。以竹沥、姜汁为丸，小豆大，每服100丸。

3.《备急千金要方》方 治中风口噤不知人。淡竹沥1升服。

此六十八种药性之平者也

【译注】 这68种都是平性的药物。

附1 十八反歌 十九畏歌 六陈歌 妊娠服药禁歌

十 八 反 歌

本草明言十八反，半蒌贝蔹及攻乌，
藻戟遂芫俱战草，诸参辛芍叛藜芦。

【译注】 古代本草学书籍明确指出，瓜蒌（包括天花粉）、贝母（包括川贝母、浙贝母）、白蔹、白及与乌头（包括川乌、草乌、附子）相反；海藻、大戟（包括京大戟、红芽大戟）、甘遂、芫花与甘草相反；各种参类（包括人参、丹参、玄参、沙参、苦参）、细辛、芍药（包括赤芍、白芍）与藜芦相反。

"十八反歌"最早见于张从正《儒门事亲》，共载相反中药18种。

十 九 畏 歌

硫黄原是火中精，朴硝一见便相争，
水银莫与砒霜见，狼毒最怕密陀僧，
巴豆性烈最为上，偏与牵牛不顺情，
丁香莫与郁金见，牙硝难合京三棱，
川乌草乌不顺犀，人参最怕五灵脂，
官桂善能调冷气，若逢石脂便相欺，
大凡修合看顺逆，炮爁炙煿莫相依。

【译注】 硫黄本来是制造火药的必备成分之一，若是与朴硝一同使用便发生反应；水银不要和砒霜在一起使用；狼毒最怕和密陀僧相遇同用；巴豆药性最为峻猛，偏偏和牵牛子（包括白丑、黑丑）性情不和；丁香（包括公丁香、母丁香）不要与郁金在一张处方上相见；牙硝很难与京三棱相合；川乌、草乌（包括乌头、附子）不要与犀角类药物同用；人参类药物最怕和五灵脂一起使用；

官桂（过去为进贡朝廷的上好肉桂，应包括桂枝）功善温通散寒、调畅气血，假使与赤石脂一起同用便发生相反的错误；大致在炮制和应用上要注意药物之间的配伍相合与相逆，如在炮、燔、炙、煿等制法上不要在一起使用。

"十九畏"歌诀首见于明代刘纯《医经小学》，指出了19种相畏（这里的"畏"是"相反"的含义，与中药中"相畏"的含义不同，用当注意）的药物。

有关"十八反"、"十九畏"的记述，《本草纲目》、《药鉴》、《炮炙大法》等书所记略有出入，但不如上述"十八反歌"、"十九畏歌"那样广为传诵。

对于反药能否同用，我们认为反药不能同用。但历代医家众说不一。

其一，一些医家认为反药同用会增强毒性、损害机体，因而强调反药不可同用。如《神农本草经》指出："勿用相恶、相反者。"《本草经集注》曰："相反则彼我交仇，必不宜合。"孙思邈也明确指出："草石相反，使人迷乱，力甚刀剑。"等等，都强调反药不可同用，有的医家如《医说》描述了相反药同用而致的中毒症状及解救方法。现代临床与实验研究也报道了反药同用（如贝母与乌头同用、巴豆与牵牛子同用）引起中毒的例证。所以，在《中国药典》1963年版"凡例"中明确规定："注明畏、恶、反，系指一般情况下不宜同用。"

其二，古代也有不少反药同用的文献记载，认为反药同用可起到相反相成的效能。例如《医学正传》谓："外有大毒之疾，必有大毒之药以攻之，又不可以常理论也。如古方感应丸，用巴豆、牵牛同剂，以为攻坚积药；四物汤加人参、五灵脂辈，以治血块；丹溪治尸瘵二十四味莲心散，以甘草、芫花同剂。而妙处在此，是盖贤者真知灼见，方可用之，昧者不可妄试以杀人也。"《本草纲目》曰："相恶、相反同用者，霸道也，有经有权，在用者识悟尔。"等等，均强调了反药可以同用。古今反药同用的方剂也有很多，如《金匮要略》甘遂半夏汤中甘遂、甘草同用治留饮；赤丸以乌头、半夏合用治寒气厥逆；《千金翼方》中大排风散等以乌头配半夏、瓜蒌、贝母、白及、白蔹同用；《儒门事亲》通气丸以海藻与甘草同用;《景岳全书》中的通气散以藜芦配玄参,治疗时毒肿盛、咽喉不利。现代文献也有报道,用甘遂与甘草配伍,治疗肝硬化及肾炎水肿;人参与五灵脂同用,活血化瘀,治疗冠心病;芫花、大戟、甘遂与甘草合用,治疗结核性胸膜炎,均取得了较好的效果,从而肯定了反药可以同用的观点。

基于以上的记述,目前无论在文献资料、临床观察及实验研究方面均无统一的结论,也说明对"十八反"、"十九畏"的研究还需要做进一步深入的探讨,以去伪存真,得出准确结论。在尚未搞清反药是否能同用的情况下,临床用药应采取慎重从事的态度,对于其中一些反药,若无十分把握,不宜同用,以免发生意外。

六　陈　歌

枳壳陈皮半夏齐,麻黄狼毒及茱萸;
六般之药宜陈久,入药方知奏效奇。

【译注】 枳壳(包括枳实)、陈皮(又称橘皮)、半夏、麻黄、狼毒、吴茱萸,这些药物以放置时间长久者为好,临床应用时就知道用陈久的这些药物能发挥神奇的治疗效果。

妊娠服药禁歌

蚖斑水蛭及虻虫,乌头附子配天雄,
野葛水银并巴豆,朱膝薏苡与蜈蚣,
三棱芫花代赭麝,大戟蝉蜕黄雌雄,
牙硝芒硝牡丹桂,槐花牵牛皂角同,
半夏南星与通草,瞿麦干姜桃仁通,
硇砂干漆蟹爪甲,地胆茅根与蟅虫。

【译注】 蚖青(又名地胆)、斑蝥、水蛭、虻虫、乌头、附子、天雄(天雄即乌头之独生者)、野葛(正名钩吻)、水银、巴豆、朱(朱砂)、膝(牛膝)、薏苡(薏苡仁)、蜈蚣、三棱、芫花、代赭

（代赭石）、麝（麝香）、大戟、蝉蜕、黄雌雄（雌黄：为黄色；雄黄：为红色或橘红色）、牙硝（又名硝石、火硝。《本草纲目》曰："《神农》所列朴硝，即水硝也，有两种：煎炼结出细芒者，为芒硝；结出马牙者，为牙硝。其凝底成块者为朴硝……《神农》所列硝石，即火硝也，亦有两种：煎炼结出细芒者，亦名芒硝；结出马牙者，亦名牙硝，又名生消。其凝底成块者，通为硝石……二消皆有芒硝、牙硝之称，故古代有相代之说。自唐、宋以下，所用芒硝、牙硝，皆是水硝也。南医所辨虽明，而以凝水石、猪胆煎成者为芒硝，则误矣。"）、芒硝、牡丹（牡丹皮）、桂（肉桂、桂枝）、槐花（包括槐角）、牵牛子（包括黑丑、白丑）、皂角、半夏、南星（天南星）、通草、瞿麦、干姜、桃仁、硇砂、干漆、蟹爪、穿山甲、地胆（异名蚖青。《本草纲目》引陶弘景曰："地胆是芫青所化，故亦名蚖青。"并认为"用蚖字者，亦承误尔。其余名义未详。《本草经集注》云：（地胆）夏者出梁州，状如大马蚁，有翼。"《本草纲目》载："今处处有之，在地中或墙石内，盖芫青、亭长之类，冬月入蛰者，状如斑蝥……地胆，黑头赤尾。"经考证，芫青科动物不以成虫地下越冬，时珍所云"冬月入蛰者"，恐系有误。现今药用地胆，确系芫青科动物）、茅根（白茅根）、䗪虫等均为妊娠时不宜使用的药物。

妊娠服药禁歌，总结了妇女妊娠期不宜使用的药物，是妇女妊娠期治疗用药的禁忌。由于某些药物具有损害胎元以致堕胎的副作用，所以应作为妊娠禁忌的药物。根据药物对于胎元损害程度的不同，一般可分为禁用与慎用两大类。禁用的药物是指毒性较强或药性猛烈的药物，如巴豆、牵牛子、大戟、商陆、麝香、三棱、莪术、水蛭、斑蝥、雄黄、砒霜等；慎用的药物包括通经祛瘀、行气破滞及辛热滑利的药物，如桃仁、红花、牛膝、大黄、枳实、附子、肉桂、干姜、木通、冬葵子、瞿麦等。

凡是禁用的药物，妊娠期绝对不能使用；慎用的药物，可以根据病情的需要，酌情使用。如《金匮要略》以桂枝茯苓丸治妊娠癥病；吴有性用承气汤治疗孕妇见阳明腑实证，即是《内经》所谓"有故无殒，亦无殒也"的道理。必须强调指出，除非必用时，一般应尽量避免使用，以防医疗事故的发生。

附2　中药药名索引

Q

086	麒麟竭
044	牵牛
033	前胡
134	芡实
107	羌活
124	秦艽
075	秦椒
133	青皮
101	青盐
030	瞿麦
150	全蝎

R

144	人参
073	肉苁蓉
115	肉豆蔻
094	肉桂
079	乳香

S

147	三棱
160	桑根白皮
151	桑寄生
148	桑螵蛸
049	山豆根
101	山药
092	山茱萸
138	商陆
015	射干
085	麝香

161	神曲
027	升麻
042	生地黄
062	生姜
032	石膏
138	石斛
136	石决明
073	石硫黄
168	石南叶
040	石韦
041	熟地黄
150	酸枣仁
078	缩砂仁

T

082	檀香
161	桃仁
136	天麻
035	天门冬
067	天雄
060	葶苈
131	菟丝子

W

063	膃肭脐
105	威灵仙
171	乌梅
089	乌梢蛇
090	乌药
088	乌贼骨
075	吴茱萸
162	五加皮

10